健康寿命を延ばす！

長生き姿勢

虎ノ門カイロプラクティック院
院長
雁田拓磨

かざひの文庫

目次

はじめに

本書を手に取っていただきありがとうございます。

本書は、今現在シニアと呼ばれる方はもちろん、これからシニア世代を迎える方たちに向けて執筆しました。健康に役立つ最新の姿勢改善の理論と方法、そして椅子に座ったままできるエクササイズは、簡単に実践でき、しかも効果は絶大です。

私は姿勢を子供の躾《しつけ》や、美容のためだけに使うのではなく、心と体の健康に役立てることを啓蒙しています。まず、肩こり・首こり、腰痛などが改善され、ケガや転倒をしにくい体を作ることができます。ウォーキング姿勢も美しくなり、スポーツの上達にもつながります。また、脳の覚醒度がアップ（頭の回転が速くなる）し、メンタルが前向きになり、印象がよくなることでひいては人やチャンスを引き寄せることにつながります。

確かにこれだけを読むと、姿勢がよくなったからといって、本当にそんないいことばかりなの？　という声が聞こえてきそうです。でもご安心ください。私自身、マユツバ物の話が嫌いで、ちゃんと理由や根拠について納得できないものは信じないタイプだからです。本書で書かれている内容も、マユツバを排除して、分かりやすい説明を心がけました。きっと最後まで読んでいただければ、どうして「姿勢は大事」と長年にわたって言い伝えられてきたのかがお分かりいただけると確信しています。

私が今の仕事に進むきっかけとなった理由が二つあります。一つ目は、私が長年悩まされ続けてきた肩こりが姿勢改善によって劇的に改善したこと。二つ目は姿勢と健康について納得のいく説明ができれば、必ず人のお役に立てるという確信があったからです。私が講師を務める講演会では、これらのメリットや具体的な姿勢の取り方を話すのですが、どれだけ多くの人から「もっと早く聴きたかった」と言われたか分かりません。

試行錯誤の結果、姿勢改善のカギは「順番」にあることが分かりました。何から始めるのかという順番を間違えるから姿勢改善が上手くいかず、実に多くの方が苦しまなくて済む肩こりや腰痛などの慢性的な症状に悩まされるのです。

私が提唱する最新の姿勢改善法は、座り姿勢から始めます。やり方は小学一年生でもできる非常に簡単なものです。椅子に座ってさえいれば、テレビを見ていても、食事をしていても、姿勢改善の時間に置き換えることができるので、今日からでも始められます。遅すぎることは決してありません。

あなたの健康や元気に役立つ姿勢改善の方法は、すべて本書に書いてあるので、読みながらぜひ実践してみてください。

健康寿命とは、何歳まで人の世話にならずに日常生活が送れるかを指します。この健康寿命を延ばすための切り札が「姿勢」にあると確信しています。

元気な身体作りのため、ぜひ本書をご活用ください。

第1章

健康寿命を延ばす「椅子の正座」

姿勢を見直すことで、健康寿命は延ばせる！　背中を丸めた姿勢が長年の習慣になっている方は要注意です。単に「見た目の形」というだけではなく、姿勢の崩れは健康を左右します。1章では、「椅子の正座」（＝正しい座り姿勢）から姿勢改善を見直す、独自の新メソッドを解説します。

1 姿勢改善のカギ

◎イメージだけで姿勢はよくならない！

小学生以上の日本人であれば「姿勢」という言葉を聞いたことがないという方はまずいないでしょう。それほど「姿勢」は一般的な言葉です。ちなみに「姿勢」を辞書で引くと「からだの構え方。構え。かっこう」と書いてあります。

そして、皆様ご存じの通り一般的に背中が伸びているのが「よい姿勢」、丸まっているのが「悪い姿勢」と言われています。よく躾の一環として背中が丸まって見える子供に対して「姿勢を正しなさい」などと言われるように、姿勢というと「見た目の形」というイメージが強いのではないかと思います。

読者の皆様の多くも、いわゆる「よい姿勢」を手に入れたいと思っているはずです。実際にチャレンジして、上手くいかなかった方も多いかもしれません。私は、姿勢改善が上手くいかない一因となっているのが、姿勢を「見た目の形」としてしか捉えていないからだと考えています。自転車を例に説明してみましょう。

自転車に乗れない子供に、自転車に乗っている人の動画を何度も見せたとします。その子は、何度も見ることで自転車に乗るということをイメージできるようになりました。では、その子はいきなり自転車に乗れるでしょうか？ ほとんどの場合、見ていただけでは乗れるようにはなりません。イメージが不要というのではありません。むしろ正しいお手本を見ることは大事なことです。でも、形を見て覚えることと、実際にできるようになることは別問題です。自分でハンドルを握り、ペダルをこぎ、一定距離進めるようになって初めて「自転車に乗れる」といえるのです。

姿勢も同じです。背中が伸びている人の「形」をどれだけ深く理解しても、それで背中を伸ばし続けられるわけではないのです。そこで、具体的に背中を伸ばし続けるために何が必要なのかについて考えてみましょう。

多くの方が、背中を伸ばし続けるのは大変だと感じています。もしも背中を伸ばし続けるのがラクであれば、姿勢に悩む人はいないでしょう。なぜ背中を伸ばし続けるのが大変かというと、姿勢を保つための筋力とバランス感覚が十分に備わっていないからです。別の言い方をすると、姿勢を保つ「能力」が備わっていないのです。自転車に乗れない人でたとえるなら、自転車に乗るための筋力とバランス感覚（自転車に乗るための能力）が備わっていないのと同じなのです。

でもご安心ください。これから紹介する姿勢改善法は、必要な筋肉とバランス感覚を最短距離で無理なく身につけられる方法です。自転車に乗るよりずっとシンプルで、転んだりする心配もありません。

本書ではこの後、具体的に何をすればよいかも説明していきますので、実践していただければ必ず皆様の姿勢改善は成功すると断言します。

mini column 姿勢改善　習慣化のススメ①

歯磨き習慣のように姿勢もリセットする習慣を

皆様の多くは1日1回～3回は歯を磨く習慣があると思います。そうすることが、口腔内の衛生状態をリセットし、虫歯や口臭、歯槽膿漏などの予防につながることを知っているからです。姿勢も同じです。歯磨きのように、日々こまめにリセットをする習慣が大切なのです。たとえば、下記のようなタイミングで、本書で紹介しているエクササイズを行い姿勢のリセットを習慣化してみてください。

●寝起き・寝る前

➡「椅子の正座」でマインドフルネス瞑想（P56）…1分間
＋キャットレッチ（P100）…1、2回

●食前または食後

➡「椅子の正座」＋6つのエクササイズの一連の流れで行う
（＝「サーキットトレーニング」P77）

●食事時の「いただきます」「ごちそうさま」／デスクワークに取りかかる前

➡「椅子の正座」…1秒

●パソコンやスマホで作業を終えるたび／日中トイレに行ったとき／お風呂上り／テレビを観ていてCMになったとき／バスや電車、エレベーターを待つ間

➡「キャットレッチ」（P100）…1、2回

2 体を使いこなし、姿勢を操る

○自転車に乗るように体を使いこなして姿勢を操る

姿勢の能力を身近なものと感じていただくために、引き続き自転車の運転を例に説明していきましょう。姿勢を操ることと自転車に乗ることには、次の４つの共通点があります。

1. 筋力とバランス感覚が必要
2. 練習をすれば必ずできるようになる
3. 日常生活に役立てることができる
4. 必要なときに使う

❶ 筋力とバランス感覚が必要

自転車に乗れるようになるためには、ハンドルを支えてペダルをこぐために最低限必要な筋力と、倒れないためのバランス感覚が必要です。まだ乗り始めの頃は、力が入ってぎこちないですが、上達するにつれて力が抜け、話をしながらでもスイスイ乗れるようになります。

姿勢も同じで、はじめは力が入っている感覚があると思いますが、バランス感覚が身につくと、それほど力を必要としなくなっていきます。いつまでも筋力だけで姿勢を取ろうとするのは大変ですし、疲れるので長続きもしないのです。

❷ 練習をすれば必ずできるようになる

皆様の多くは自転車に乗れると思いますが、生まれて初めて自転車にまたがった瞬間から乗りこなした方はほとんどいないでしょう。練習を経て乗れるようになったはずです。今現在、10秒でさえ姿勢を保つことができない方でも全く心配いりません。姿勢も自転車と同じで、練習を通して最低限必要な筋力とバランス感覚が身についていくものだからです。

③ 日常生活に役立てることができる

自転車に乗れるようになると、目的地に早く到着できたり、重たい荷物をラクに運べたりと色々なメリットがあります。自転車が使い方によってとても重宝する道具であるように、実は姿勢も日常生活に役立てることができます。

例えば、美しく・格好よく見せたいとき、集中力を高めたいとき、首・肩・腰などに負担をかけたくないとき、前向きな気持ちになりたいときなどに使うのです。例えば、「今日はなんだかやる気が出ないなぁ」なんてことありますよね。そんなときにこそ、姿勢の力を借りるのです。

私に言わせると、姿勢を保てる能力は一生にわたって皆様の生活に役立つ非常に価値のある宝物に成り得ると思います。

④ 必要なときに使う

自転車は必要が生じたときに乗るものですが、姿勢も同じです。姿勢がよい人は、朝起きてから夜寝るまで背中をピンと伸ばし続けていなくてはならないなんて全くの誤解で、そんな必要もないのです。とくに、休みたいときは、背中を伸ばしていたら休むに休めません。姿勢も必要に応じて使い分けてよいのです。

練習すれば自転車を乗りこなせるように、練習を重ねれば姿勢も操ることができるようになります。大事なのは練習法、とくにその手順なのです。本書でご紹介する理にかなった練習法を実践し、姿勢を操る力を手に入れてください。

3 正しい姿勢を保つ能力＝「姿操力」

◎「姿操力」を計測して姿勢の判断基準に

姿勢改善のためには、姿勢を「能力」と捉えて鍛える必要があることは、ここまでの説明でご理解いただけたかと思います。その能力を私は「姿操力」と呼んでいます。「姿勢」という言葉に「操る」と「能力」という意味を持たせたのが「姿操力」という表現です。

この「姿操力」という言葉には、私の姿勢に対する信念、つまり「姿勢哲学」が詰まっています。

さらに私は、「姿操力」の評価を数値化することに成功しました。姿勢のよし悪しを、基準があいまいな「見た目」によるこれまでの評価ではなく、「数値」によって評価することを可能にしたのです。これは、姿勢の評価に革命をもたらすものです。

姿操力の計測には、大きく二つの方法があります。一つは治療や研究目的のために計測器具を使って行う方法。もう一つは一般の方が自分で時間を計る方法です。本書では、この二つ目の計測法をご紹介します。といっても、特別な道具は必要ありません。時計だけ準備してください。

では何の時間を計測するかというと、次にご紹介する「椅子の正座」という座り方を余裕で保っていられる時間です。これが「姿操力」がどの程度備わっているかの評価基準となります。

それでは、早速姿勢改善の第一歩を踏み出すべく「椅子の正座」について解説しましょう。

4 「椅子の正座」を知る

姿勢改善のファーストステップ

椅子の正しい座り方と書いて「椅子の正座」です。本書の最大の目標は、この椅子の正座を余裕で30分保てるようになることです。

椅子の正座はいわば重要な姿勢の「型」で、この姿勢を保てるようになれば、姿勢改善の80%は達成したといえます。椅子の正座を保てれば、立っているときの姿勢の問題や、左右のバランスを整えることは一気に容易になります。

椅子の正座は、デスクワークや食事の際にも基本の姿勢となるので、別名「基本姿勢」ともいいます。詳しくは、78ページからご紹介していますので、ここではポイントを説明します。

「椅子の正座」はこんな姿勢

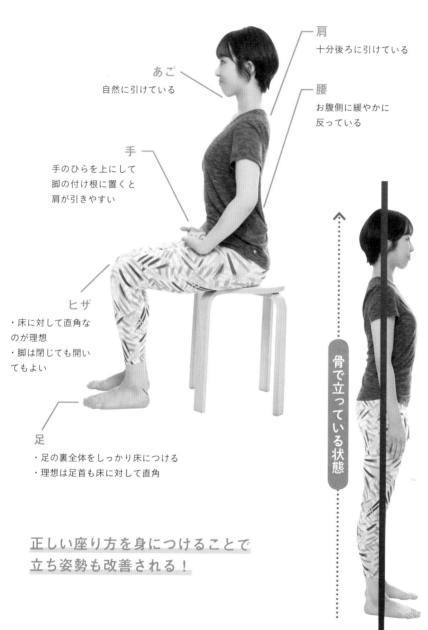

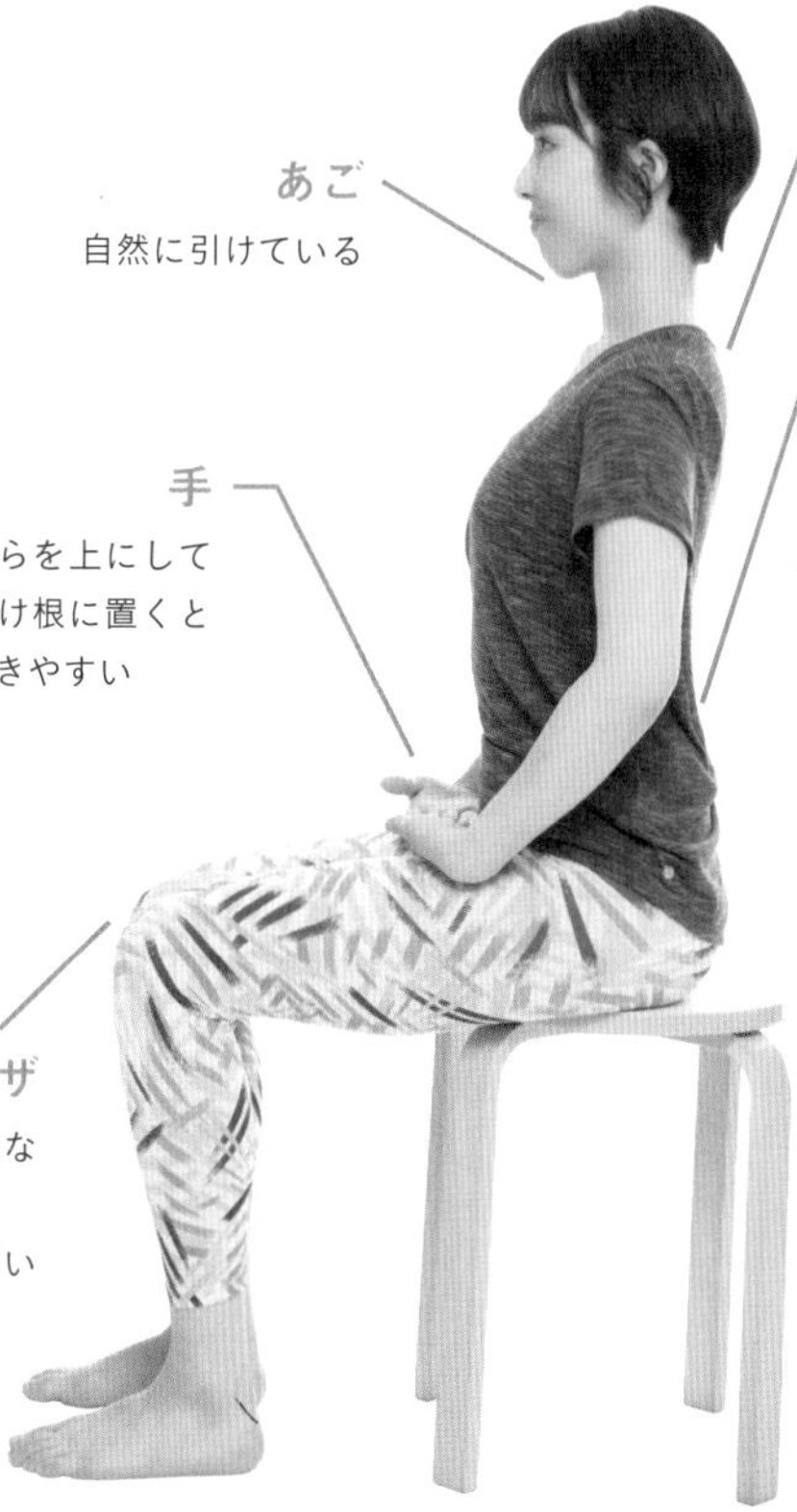

あご
自然に引けている

肩
十分後ろに引けている

腰
お腹側に緩やかに
反っている

手
手のひらを上にして
脚の付け根に置くと
肩が引きやすい

ヒザ
・床に対して直角なのが理想
・脚は閉じても開いてもよい

足
・足の裏全体をしっかり床につける
・理想は足首も床に対して直角

骨で立っている状態

**正しい座り方を身につけることで
立ち姿勢も改善される！**

5 座り姿勢の改善が姿勢改善のカギ

座り姿勢はそもそも猫背になりやすい！

人は立っているときに比べ、圧倒的に座ったときに背中が丸まりやすい（猫背になりやすい）構造をしています。なぜなら、座る姿勢は必ず脚を前に出すことになるので、股関節が前に引っ張られて、骨盤が後ろに倒れようとする力が加わるからです。背骨の土台になる骨盤が後ろに傾いた状態で座ると、背骨は１００％丸まってしまうのです。その意味では、無意識に座ると、人体構造の関係で背中は丸まる方が自然なのです。

私は電車に乗ると、座っている人の姿勢をチェックするという姿勢研究者としての変な習慣があります。電車の中で座っているほぼ１００％の人の骨盤が後ろに傾き、背中は丸まっています（骨盤を立てて座れている人はごくわずかです）。

しかし、座っているときにどんなに丸まっていても、その人が立ち上がり、骨盤が後ろに傾いたまま（腰を丸めたまま）電車を降りるような光景はまずお目にかかったことがありません。腰を伸ばすと腰が痛いという方や、いわゆる腰が曲がったご年配の方を除けば、座っているときにどんなに背中を丸めていても、人の体は立ち上がったときに腰がお腹の側に反るようにできているのです。


これ一つとってみても、人は座っているときに猫背になりやすいということが分かります。立っているときにどんなに背中がスッキリ伸ばせても、座っているときに背中を伸ばしていられない方が大半です。そういう人は姿操力があるとは言えません。

座っているときに背骨を伸ばして座れるようになれば、立っているときに背骨を伸ばすことは難なくできるようになります。つまり、座り姿勢の改善が姿勢改善のカギを握っているのです。

では、なぜ私が床ではなく椅子における姿勢改善を提唱するのかというと、日本人の座る時間の多くが椅子に座る時間になっていることが最大の理由です。日本では学校の授業も、一般的なデスクワークもほぼ椅子に座って行われます。平成22年に内閣府が行った調査でも、家の中での食事のスタイルについて「テーブルで椅子に座って食べる」が69・3%。それに対し「畳や床に座って食べる」は26・2%となっています。

つまり、私たちは日常生活の多くの時間を椅子に座って過ごしていることになります。その時間を活用すれば、姿勢改善のための時間をわざわざ取る必要もありません。これまで骨盤を後傾させて座ってきた時間を、骨盤を立てて座る時間に置き換えるだけです。たったそれだけの取り組みで、健康と美容に役立つ「姿操力」が手に入るのです。「椅子の正座」は、座っている時間を有効活用する安全なエクササイズなのです。

うっかりやりがち！　ハイダメージポーズ

ふだんの生活の中で姿勢を意識せずにいると、とくに座り姿勢では体の負担となる姿勢を取りがちです。身に覚えがありませんか？

例えば こんな 悪習慣

▶ダラッと座り

椅子に浅く腰掛け、足を前にダラッと伸ばした状態。

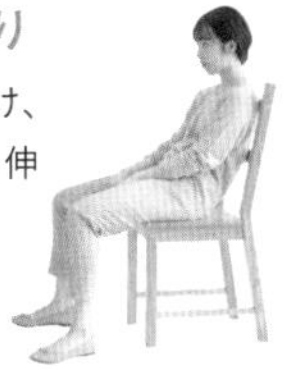

▶前傾スマホ

前かがみのまま、長時間スマホや携帯電話を操作。

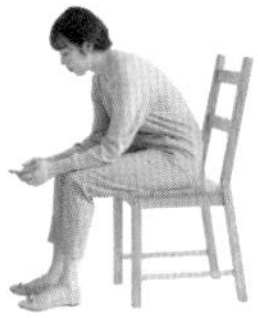

▶足組み座り

気づけば足を組んでいる。しかも同じ足を組みがち。

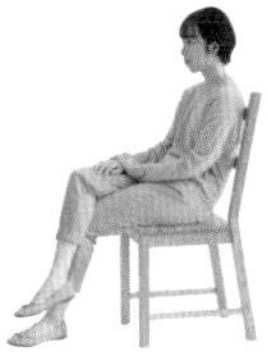

▶斜め座り

上半身も下半身も斜めの状態。女性に多い座り方。

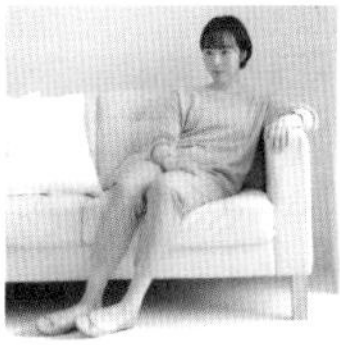

▶ひじ掛け枕

高すぎる場所に首をのせることで、背中が丸まる。

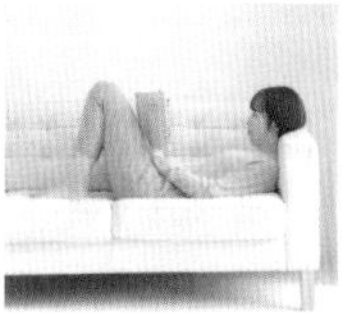

いずれのケースも背中は丸まっている！

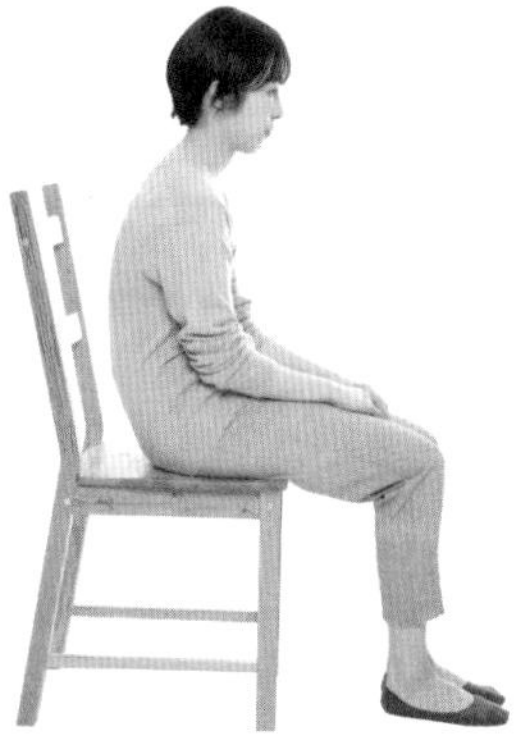

そのまま続けていると…

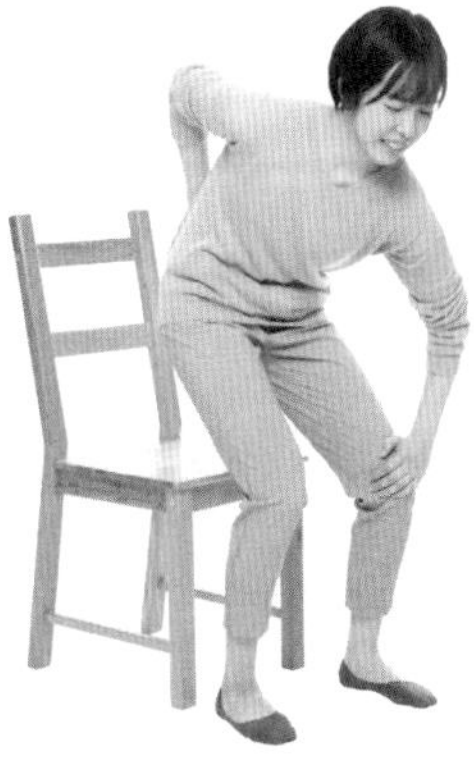

体へのダメージが蓄積！

6 姿勢改善は順序が決め手

まずは骨盤！　体の土台から姿勢を見直す

姿勢改善をする上で非常に重要なのは「順番」です。順番を守って練習すれば、スポーツと同じで上達が早くなります。ところが順番を間違うと、姿勢改善は途端に難しいものになってしまいます。たとえるなら、普通に自転車に乗れない人が、片手離しで自転車に乗ろうとするようなものなのです。

本書を手にされた方の中に、これまで姿勢改善に取り組んでみたものの、残念ながら上手くいかなかったという方が相当おられると思います。

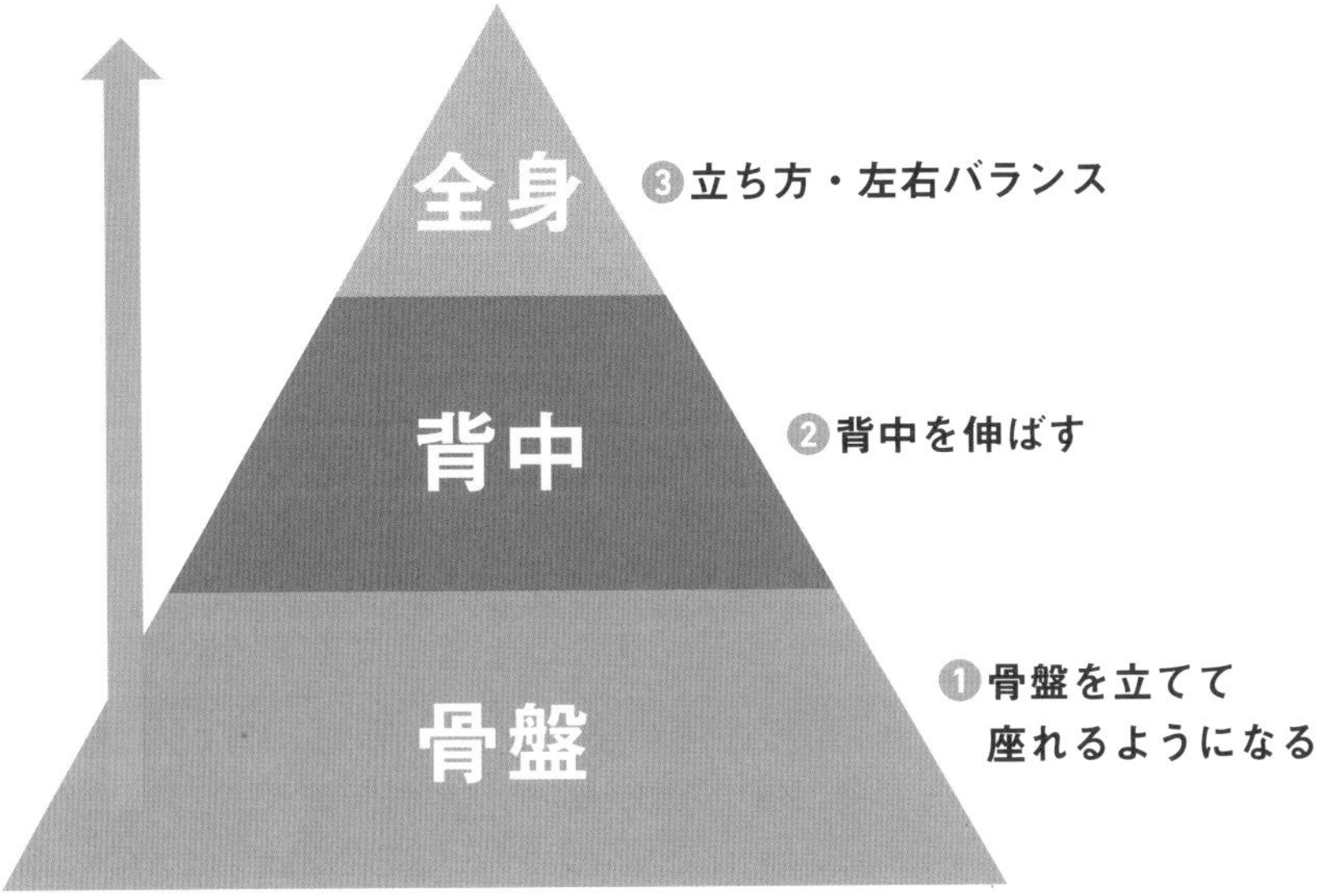

失敗の要因はいくつか考えられますが、私の経験上、姿勢を改善する順番を間違えている例が大半です。多くの方は「背中を伸ばす」ことから始めてしまうのです。これは非常にもったいない。

なぜなら、骨盤を立てて座れるようにならないと、背中を伸ばす努力が水の泡となってしまうからです。

上の図は「姿勢改善ピラミッド」と呼ばれている図です。3つに分けられた部分の面積が必要な努力の量を表しています。もちろん、下から積み上げていかないと、ピラミッドは完成しません。

では順を追って説明していきましょう。

❶背骨の土台となる骨盤を起立させて座れるようになる

骨盤は背骨の土台です。土台をまっすぐにできなければ、背骨をまっすぐにして座れるようには永久になりません。先に述べた通り、座ったときというのは、人体構造の関係で骨盤が後ろに傾き、背中が丸まりやすいのです。その結果、意識して座らないと、背中を丸めて座ることが習慣（クセ）になってしまいます。

立ち姿勢を気にする人が多い一方、座るときに背中が丸まるのは当然で悪いことと認識していない人も少なくありません。しかし、立っているときに背中が丸い人は、座っているときにはもっとひどく丸まっているはずです。立っているときの背中の丸まりは、座っているときの丸まりの名残りなのです。何はさておき、最初に着手すべきは、骨盤を立てて座れるようになることです。

❷背中の丸まりを伸ばす

土台である骨盤を立てて座れるようになったら、4章で紹介するキャットストレッチやMAX腕回しで背中を伸ばすようにしてみてください。骨盤を立てて座れることによって、背中を伸ばす努力が無駄にならなくなります。

❸ 立ち姿勢や左右バランスを改善する

ここまできたら、立ち姿勢の改善（腰の反り具合、お腹突き出し）や、左右のバランス（肩の高さの違い、頭の傾き、骨盤の片寄りなど）に目を向けられます。この段階に来ると、どうすればよいのか判断がつかないケースも出てくるかもしれません。そのようなときは私を含めた姿勢の専門家に相談することをおすすめします。とはいえ、骨盤を立てて座れるようになり、背中を伸ばす取り組みができている方であれば、パーフェクトな姿勢を手に入れるまではあとわずかです。

7 骨盤の角度が姿勢を決定する

骨盤を立てると背すじは自然と伸びる！

姿勢改善の成否を決定づけるのは何かを突き詰めていくと、骨盤の角度に行き着きます。とくに重要なのが、前後の傾きの角度です。骨盤は背骨の土台で、前から見るとハートの形、横から見ると逆三角形をしています。

この骨盤の角度が、背中が伸ばせるかどうかを左右します。ここで2つの姿勢における骨盤の状態を比較してみましょう。

ちなみに、「骨盤起立」の状態では、背中を丸めようと思っても丸めづらく、逆に「骨盤後傾」の状態で背中を伸ばそうと思っても伸ばしきれないので、試してみてください。

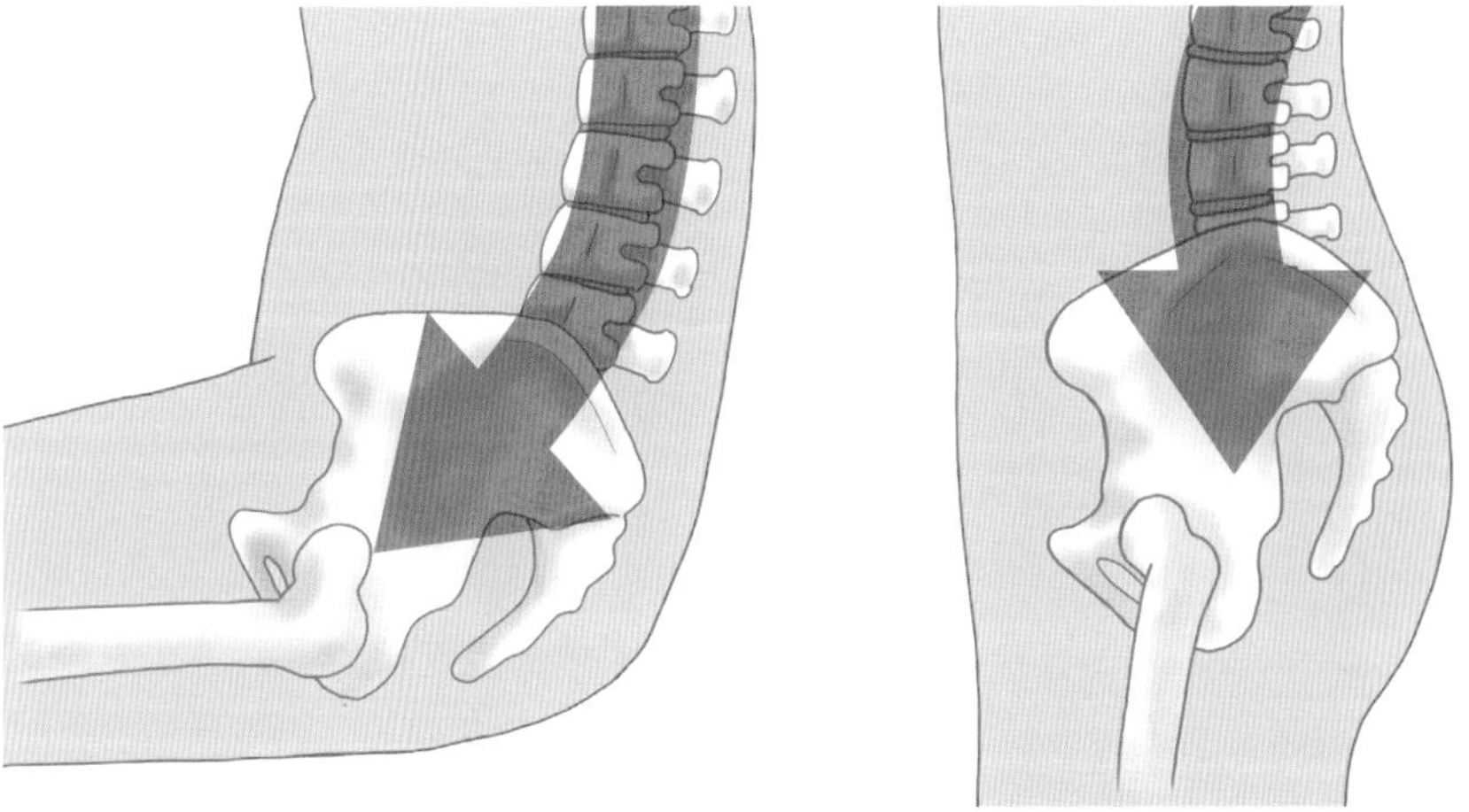

●骨盤起立

土台である骨盤がまっすぐ立っており、骨盤は逆三角形の状態。このやや不安定な状態で座ることになるというのが、ミソ。腰がお腹の側に反り、背骨は理想的なS字カーブを描きます。

●骨盤後傾

骨盤は後ろに傾き、三角形になっています。三角形なので安定した状態で座ることができ、リラックスして休むためには適しています。その代わり背骨は必ず丸まってしまいます。

8 姿勢操筋《しせいそうきん》 骨盤の角度を決める4つの筋肉

それぞれの筋肉に適したトレーニングで効率アップ

姿勢改善は、骨盤の角度を見直すことからスタートするのが近道ですが、次にこれをコントロールしている骨盤回りの筋肉に着目してみましょう。

「骨盤起立」と「骨盤後傾」に関わる筋肉、つまり骨盤の前後の動きを操っている筋肉は4種類あり、それらを「姿勢操筋」と呼びます。私の提唱する「椅子の正座」をベースとするエクササイズでは、人体構造に基づいて姿勢操筋を効果的にトレーニングすることができます。

姿勢操筋は、大きく2つの役割に分けられます。

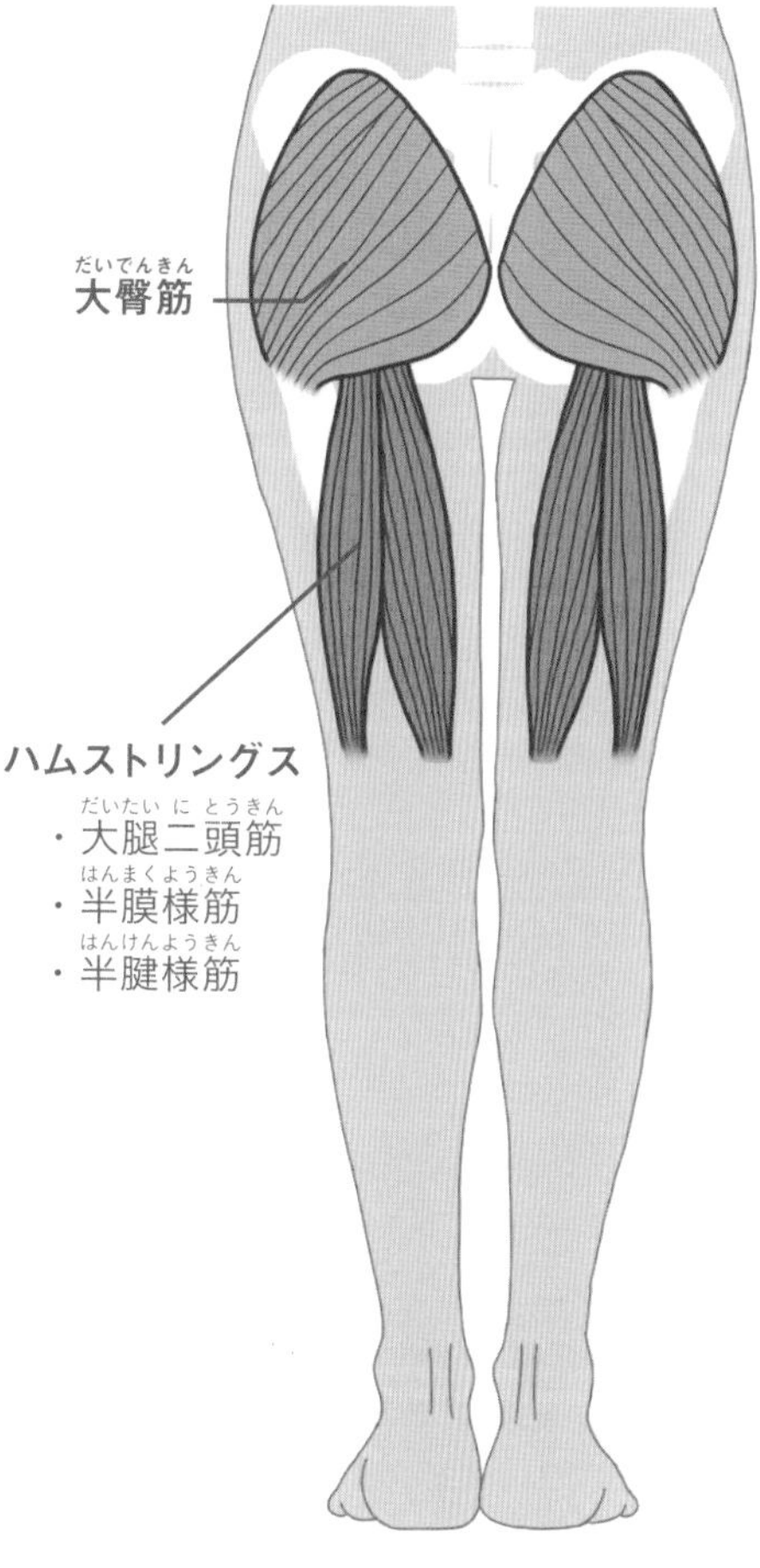
大臀筋《だいでんきん》
ハムストリングス
・大腿二頭筋《だいたいにとうきん》
・半膜様筋《はんまくようきん》
・半腱様筋《はんけんようきん》

後ろ側

骨盤を後傾させようとする筋肉

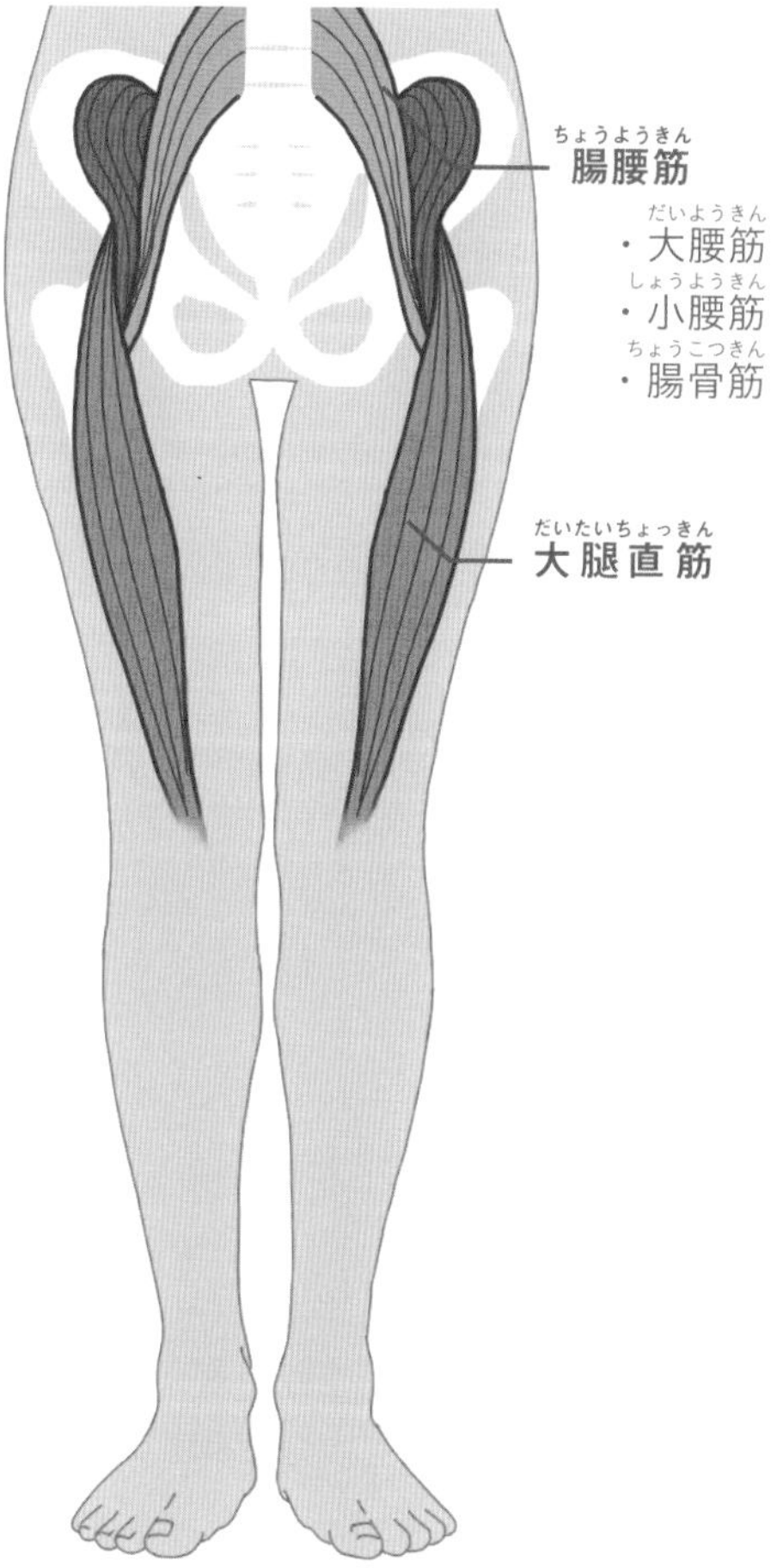
腸腰筋《ちょうようきん》
・大腰筋《だいようきん》
・小腰筋《しょうようきん》
・腸骨筋《ちょうこつきん》
大腿直筋《だいたいちょっきん》

前側

骨盤を起立させようとする筋肉

❶骨盤を起立させようとする筋肉

後ろに傾こうとする骨盤を引き起こす筋肉

・腸腰筋

・大腿直筋

❷骨盤を後傾させようとする筋肉

骨盤を引き起こす動作に抵抗する筋肉

・ハムストリングス（ふとももの後ろ側の筋肉）

・大臀筋（お尻の筋肉）

先に述べた通り、人は座ったときに脚を前に出す関係で骨盤が傾きやすい（＝背中が丸まりやすい）ものです。座った状態では、後ろに傾こうとする骨盤を引き起こす（＝起立させる）ために腸腰筋、大腿直筋（❶）が働きます。逆に、骨盤を引き起こす動作に抵抗する（＝骨盤を後ろに傾けようとする）のが、ハムストリングス、大殿筋（❷）です。

「椅子の正座」で座っていると、その間ずっと❶の筋肉が骨盤の角度をコントロールしてくれます。この2つの筋肉の筋力が弱いと、骨盤を立てておくことはできません。筋力をアップするトレーニングが必要となります。

また、❷の筋肉の柔軟性が乏しいと、骨盤を立てようとする力に対しての抵抗が強くなり、骨盤は後ろに傾きやすくなります。いわば「椅子の正座」を阻害し、姿勢改善を邪魔してしまうのです。これまで多くの方に姿勢指導をしてきましたが、上手く進まない人の多くに、❷の筋肉、とくにハムストリングスの柔軟性が乏しいという共通点がありました。

姿勢を改善しよう、そのために骨盤の角度を見直そう、と骨盤を引き起こす❶の筋肉を鍛えるだけでは、非常にロスが大きくなります。同時に、❷の筋肉の柔軟性を高める必要があるのです。見落とされがちな分、とくにハムストリングスの柔軟性は、姿勢保持のカギを握っているといえるでしょう。

姿勢改善の成否を決定づける、骨盤の角度をコントロールする姿勢操筋。骨盤を起立させようとする腸腰筋&大腿直筋の筋力と、ハムストリングス&大臀筋の柔軟性は、姿勢を改善する両輪をなす存在なのです。

9 究極の姿勢とは「骨」で立てる姿勢

骨をまっすぐ積み上げるイメージで不調も軽減

人間の体は、頭の先からつま先まで約200個の骨でできています。このうち、姿勢に関わるのは、体の中心にある骨盤と背骨です。背骨の一番上には頭が乗っています。

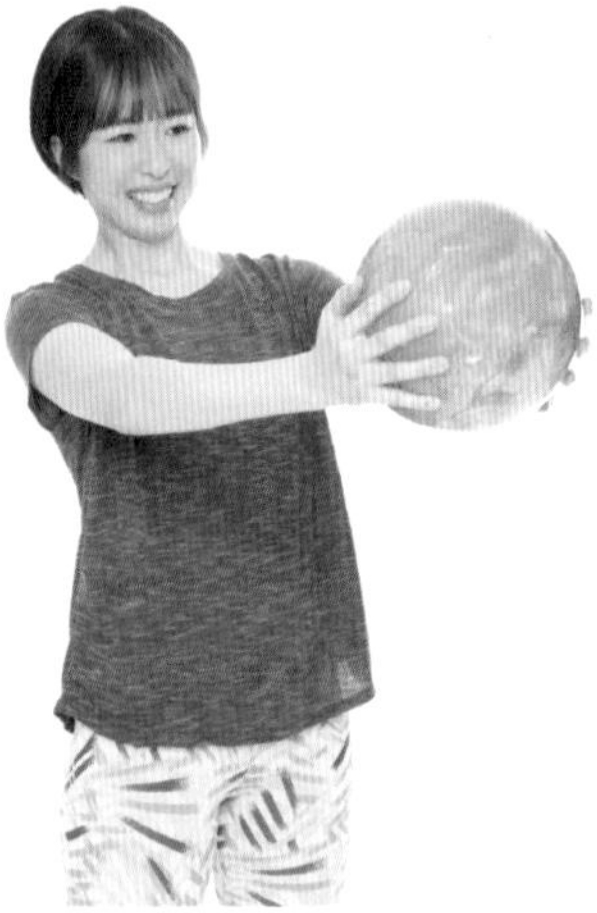

人の頭というのは、体重に占める割合が大きく、10%ほどといわれています。おおよそボウリング球ほどの重さがあることになりますが、これは手を伸ばして支えるのが大変なほどの重さです。

実際の生活では頭を支えるために背骨が斜めに。筋肉でカバーしている。

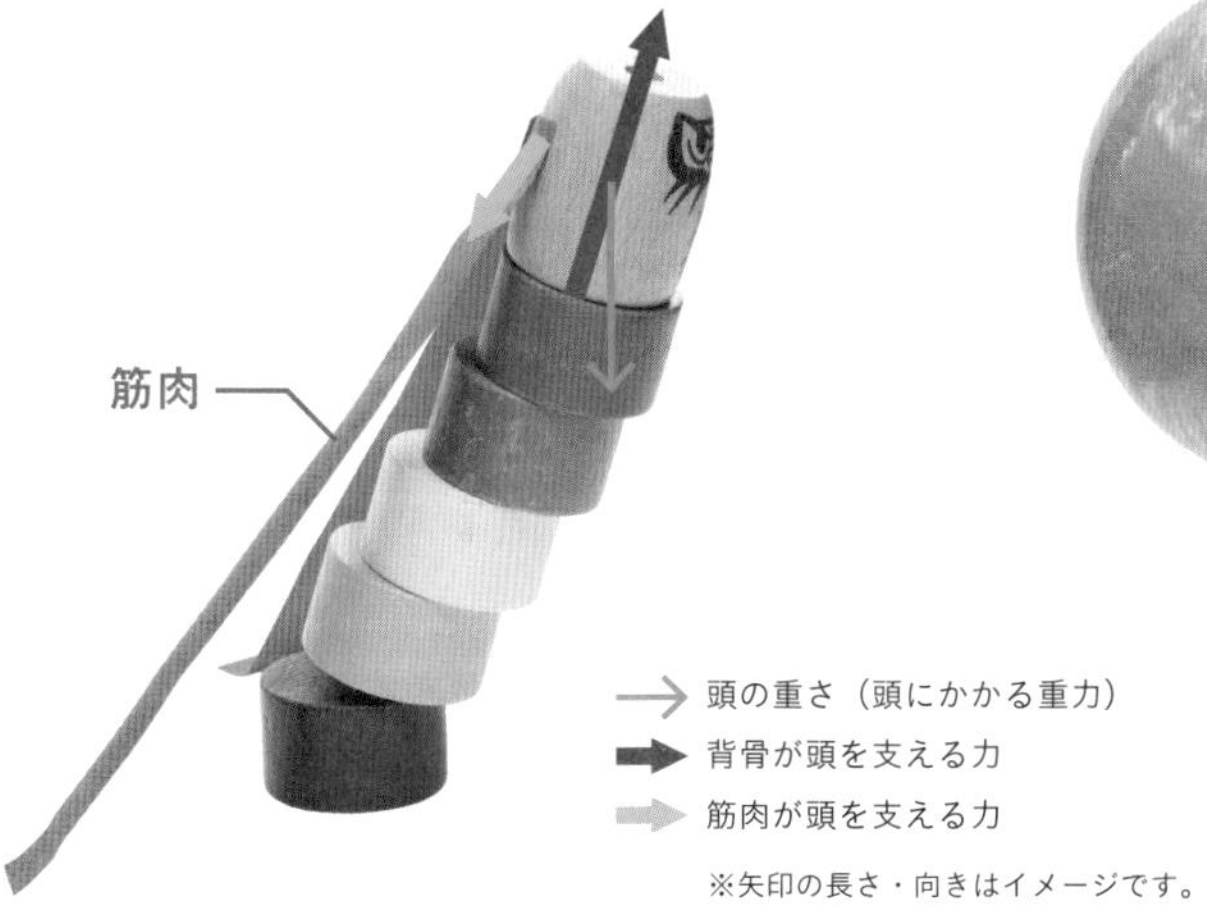
筋肉
頭の重さ（頭にかかる重力）
背骨が頭を支える力
筋肉が頭を支える力
※矢印の長さ・向きはイメージです。

まっすぐ積めばダルマ落としの積み木でもボウリング球が支えられる！

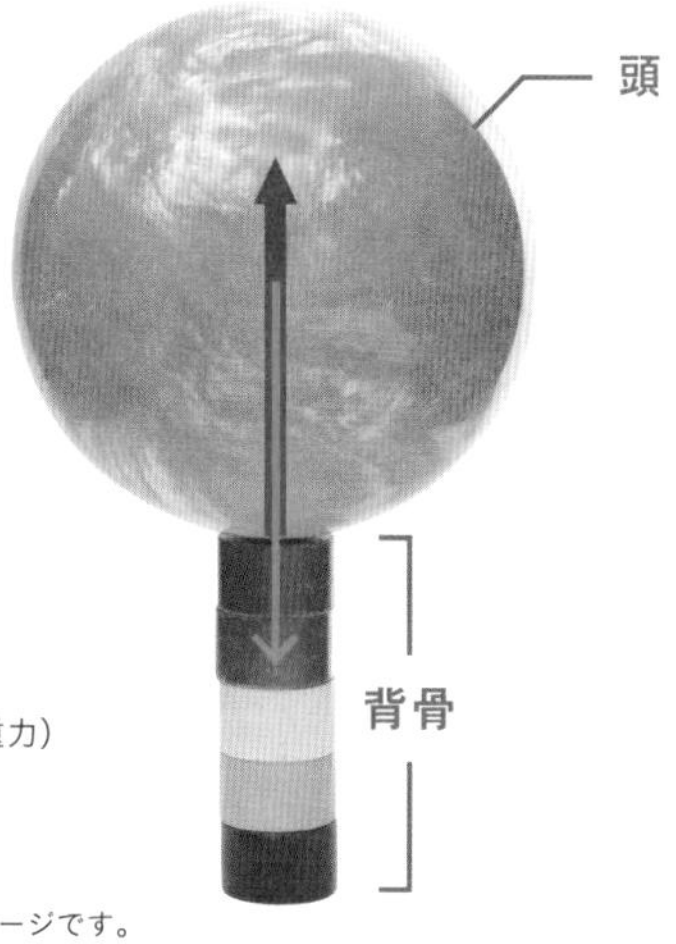
頭
背骨

体の中心にある背骨を、ダルマ落としに置き換えてみましょう。垂直に積めば、なんとボウリング球でも支えられます。もちろん、実際の生活の中ではそうはいきません。デスクワークなどの際、傾けた頭を支えているのが、体の中心にある背骨に紐づく筋肉です。斜めに積んだダルマ落としなら、頭が落ちないように支えているテープが筋肉にあたります。

こうした姿勢をケアせず長時間続けていると、当然筋肉に負担がかかり、肩こりや腰痛、首の痛みといった不調につながります。骨をまっすぐ積み上げるようなイメージの姿勢＝正しい姿勢を取る時間をなるべく増やすことで、骨をサポートする筋肉への負担を減らし、こうした不調も軽減できるのです。

COLUMN 1

測定して知る　姿勢評価の数値

姿勢をより詳しく評価するには、2つの数値を計測する必要があります。UP値の測定には器具が必要となりますが、その評価方法をご紹介します。

目標は
30分

PA値が…

高い＝姿操力が高い
低い＝姿操力が低い

PA値
(Posture Ability Value)

椅子の正座を余裕で保っていられる「時間」を計測した数値。姿操力がどの程度身についているかを「見える化」したものです。

UP値が…

高い＝姿勢保持を妨げる要因が小さい
低い＝姿勢保持を妨げる要因が大きい

UP値
(Usuda Posture Value)

姿勢操筋の「筋力」と「柔軟性」を測定して得られる数値。姿操力獲得を妨げる、つまり姿勢を保てない要因を教えてくれます。

UP値とPA値の関係

本書では姿勢（姿操力）の評価として「椅子の正座」を無理なく継続できる「時間」を目安にしています。最終目標は、30分余裕で「椅子の正座」を保つことです。この数値は「PA値」にあたり、目標も同じです。これに対し、姿勢操筋（姿勢を保つための筋肉）の「筋力」と「柔軟性」を計測した値が「UP値」です。その計測には専用の器具が必要となりますが、この数値を把握することでPA値を上げるための対策を立てられるようになり、より効率よく姿勢改善を図ることができるようになります。

姿勢を保つには、バランスよく筋力と柔軟性を備える必要があります。UP値が高ければ、姿勢を保つための素地はできているということになりますが、それだけですぐに「椅子の正座」を長く保てる（＝PA値を上げられる）わけではありません。筋力や柔軟性があっても、やったことがない人がすぐ自転車に乗ったり泳げるようになったりはしないように、トレーニングを重ねて感覚をつかみ、どうせ座るのであれば、骨盤起立（椅子の正座）で座ることで、姿勢改善成功への近道を進むことができるのです。

第 2 章

姿操力を身につけるメリット

「姿操力」（＝姿勢をコントロールする力）を身につけることは、自転車を乗りこなすように大きなメリットをもたらします。肩こりや腰痛といった体の不調を防止するのはもちろん、意欲を引き出しイキイキと暮らすカギは、姿勢が握っています。２章ではそのメリットの数々を根拠とともに紹介します。

1

姿勢によい悪いはない

姿勢にまつわる固定観念から脱却しよう

私は日々身体の不調を抱える人に向き合う現役の施術家であると同時に、姿勢の大切さを伝える講演家でもあります。その講演の中で「姿勢によい悪いはない」という話をすると皆様驚かれます。確かに「よい姿勢・悪い姿勢」という表現は一般的ですし、今でもよく聞くフレーズです。実は私も数年前まで使っていました。でも最近はこの「よい姿勢・悪い姿勢」という表現が、姿勢改善実現の足かせになっているとさえ思えるのです。

そこで、どうして姿勢によい悪いがないという発想に至ったのか解説しましょう。

●「よい姿勢・悪い姿勢」の明確な基準がない

一般的に背中が伸びているのが「よい姿勢」、丸まっているのが「悪い姿勢」ということになっています。1章でも述べた通り、長年、この「見た目の形」というあいまいな基準で人の姿勢が評価されてきました。どこまで伸ばせばいいのか、そもそも自分が思っている姿勢が本当に正しいのかわからないという声は非常に多く聞かれます。

●評価の中に「時間」の概念がない

昨今、スマホを使って全身を撮影すると、点数やランクで姿勢を判定するアプリがあります。姿勢に対する関心が高まっているのは歓迎すべき状況ですが、撮影するほんの一瞬で判断できるほど姿勢は簡単なものではありません。たびたび挙げている自転車の例でいえば、自転車にまたがって一瞬地面から足を離して「自転車に乗れる」というようなものです。一定時間思い通りに乗りこなしてはじめて「自転車に乗れる」といえるはずです。

●悪い姿勢＝してはいけないという思い込みがある

引き続き、自転車を例に挙げてみましょう。自転車に乗れる人でも、自転車に乗っていればよい、乗っていないと悪いということはありません。

姿勢も全く同じです。背中を丸めた、いわゆる悪い姿勢を一日中絶対にしてはならないということは、もちろんないのです。例えば姿操力を備えている私でも、仕事終わりに自宅でくつろぐ際の背中は丸まっています。それはいわば、自転車を降りているときと同じなのです。休みたいときは、背中を丸めた「休む姿勢」になるものです。休むときはどうぞ丸まっていただいて結構です。大事なのは、必要に応じて姿勢を使い分けることなのです。

姿勢を改善する以前に、まず姿勢にまつわる固定観念を頭の中から外して、本書のトレーニングに取り組んでいただけたらと思います。

2 姿勢改善で変わるのは姿勢そのものだけではない

「姿操力」を備えた体への変化・成長

私は、日本人の健康寿命を延ばす切り札は「姿操力」を身につけることにあると確信しています。そのために、従来の背中が伸びている・丸まっているという見た目の評価ではなく、姿勢を保つ能力＝姿操力がどの程度備わっているかが、評価のスタンダードになる必要があるでしょう。

姿勢改善とは、姿勢をよくすることだと考えるのが普通です。つまり、変化するのは「姿勢」であるという考え方が一般的です。しかし、私はそうは考えません。姿勢改善の本質は、「姿勢」が変わるのではなく、まず「体」が変わることにあるからです。やはり自転車を例にしてみましょう。

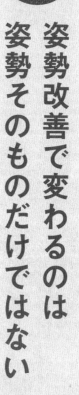

自転車に乗れなかった子供をイメージしてみてください。その子が練習の結果、自転車に乗れるようになったとします。その際に変わったのは自転車でしょうか？　もちろん違いますね。変わったのは、自転車ではなくその子の「体」です。それまで自転車に乗れる能力がなかった体から、自転車に乗れる能力を備えた体に変化（成長）したということです。

姿勢も同じで、姿勢を保てなかった人が保てるようになったのは、姿勢が変わったのではなく「体」が変わったのです。自転車に乗れるようになれば、目的地に早く着けたり、重たい荷物を運べたり、観光地でサイクリングを楽しめたり、何といっても便利ですよね。普段自転車を使っている人であれば、自転車のない生活は相当不便に感じるはずです。

姿勢改善にも同じことがいえます。姿勢そのものが変わるだけでなく、正しい姿勢を保つ姿操力を身につけた「体」となることで肩こりや腰痛といった体の不調が軽減されたり、ご自分の心の持ちようが変わったり、人に与える印象まで変化していくのです。あなたが姿操力を身につけて、日常的にその力を使えるようになれば、姿操力を使わない生活がいかに損をすることなのかご理解いただけるはずです。

mini column 姿勢改善　習慣化のススメ②

ダラッとお尻・ズルッとお尻の習慣をピシッとお尻の習慣に！

立ち姿勢を気にする人は多いですが、なぜか座り姿勢は見落とされがち。立っているときの背中の丸まりは、座っているときの背中の丸まりの名残です。

●ダラッとお尻…椅子に座って背中を丸めて座っているときの骨盤
●ズルッとお尻…背もたれに寄りかかって座っているときの骨盤

ダラッとお尻やズルッとお尻の状態（骨盤が後傾した状態）で座る習慣は、背中が丸まるクセを助長していきます。その結果、立ったときにも背中をピシッと伸ばすことができないのです。普段丸めておきながら、伸ばしたいときだけ伸ばせるほど体は都合よくできていないのです。骨盤が後傾した座り方をダラッとお尻、ズルッとお尻と呼ぶことで、「そんな風に座りたくないな」と思えてきませんか？

●ピシッとお尻…「椅子の正座」で座ったときの起立した骨盤

「ピシッとお尻」で座る習慣は、立ち姿勢もピシッと美しくすることができます。「今自分はピシッとお尻で座れているかな？」とふだんから意識してみてください。

3

姿操力を身につけるメリット①
「体」が変わる！

○姿操力を備えて、健康寿命を延ばす体作り

●不調が出にくい・長引かない体に！

姿勢が崩れた状態で長く過ごすと、体の中心にある背骨に紐《ひも》づく筋肉に負担がかかり続けることになり、肩こりや腰痛、首の痛みといった不調が日常的に起こるようになってしまいます。

逆に、一日の中で正しい姿勢を長く保てるようになると、筋肉にかかる負担を軽減することができるので、疲労が蓄積しにくい体、言い換えれば「不調から遠ざかる体」になります。

●転倒しにくい体に！

背骨は人体における唯一無二の柱であり、コマでいうところの軸になります。姿操力が身についていないと、その軸である背骨や、背骨の土台となる骨盤をまっすぐに保てないということになります。

コマでたとえるなら、軸が曲がったコマと同じです。軸が曲がったコマを回したら、すぐに倒れてしまいます。これを人間の体に置き換えてみると、背骨や骨盤が曲がっていたら転倒しやすくなるのも分かりますよね。

確かに多少背骨が曲がっているからといってすぐに転倒はしませんが、転ばないよう体のさまざまな所に負担がかかるので、最終的に痛みや怪我の原因になってしまうのです。

●運動能力をキープできる体に！

読者の皆様の中には、体力や健康維持のために運動をしている方も多いと思います。もちろん運動が大事であることは言うに及びませんが、体に負担がかかる姿勢で運動すると、健康になるどころか、怪我をして健康を害してしまう場合があります。

ネットリサーチ「ディムスドライブ」が行ったスポーツクラブ・フィットネスクラブを利用しなくなった人に対する調査によると、回答者2127名のうち3・6%が「体を痛めた」ことをその理由に挙げています。

姿操力を身につけてから運動していれば、体を痛めることもなかったかもしれません。運動は続けてこそ意味がありますし、姿勢が崩れていると運動効率も上がりません。ふだん体に負担のかかる姿勢でいる人が、運動するときだけ体に負担をかけない……なんて都合のいいことはできませんから、運動と同時並行的に日常の姿勢を見直すことをおすすめします。

4 姿操力を身につけるメリット②「心」が変わる！

○姿操力を備えて、人生を楽しむ快活な心を養う

●脳の覚醒度がアップ！

人が日常生活を送る上で人の姿勢は、「立つ」（歩くを含む）、「座る」、「寝る」この3ついずれかに当てはまります。

3つの姿勢を体と接地面積の関係から考えてみましょう。この中で、最も不安定な状態は、立っているときです。逆に最も安定しているのは、寝ているときです。体の接地面積と地表からの高さも関係してきます。

人が立っているとき、地表に接しているのは左右の足の裏だけです。つまり接地面積が少なく、縦に長い状態です。いわば棒が立っているのと同じなので、最も転倒のリスクがあります。立っているとき、頭は地表から最も離れていますから、脳は転倒

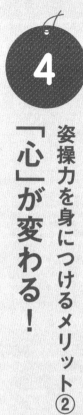

しないように体中のセンサーと情報交換をしながら、バランスが崩れないように筋肉を微調整しているのです。つまり、脳は常に緊張状態にあり、覚醒状態にならざるを得ないのです。

座っているときはどうでしょうか。座っている状態を2つに分けて考えていきましょう。

①「寝る」に近い「座る」
②「立つ」に近い「座る」

とくに意識せず背もたれのある椅子に座ったとしましょう。おそらく多くの人が①の状態で座っているはずです。骨盤は後ろに傾き、座骨と仙骨という骨に体重がかかります。お尻と太ももにも体重がかかりますし、よりかかれば背もたれにも体重がかかります。その分接地面積が広くなって体は安定し、頭の位置も低くなります。転倒のリスクが低い分、脳も休んでいられるため、覚醒度は低くなります。

これに対して、「椅子の正座」で座る場合、意識的に骨盤を立てなくてはなりません。骨盤が起立すると、椅子の座面に対して体重がかかるのは左右の座骨だけになります。この小さな面積で上半身の体重を受け止めることになり、立っているときに近い不安定な②の状態になります。体勢としては座っていても、脳は覚醒状態というわけです。これまでの研究結果からも、人は自力で背中を伸ばそうとすると、交感神経が優位に働くので脳の覚醒度が上がるということがわかっています。

寝ているときは体の多くの部分が床に接地しています。転倒のリスクはありませんから、脳は最もリラックスできます。古今東西を問わず、人が寝るときに横になるのはこのような理由からでしょう。ベッドから落下するリスクは別問題です（笑）。

●メンタル力がアップ！

ここで少し私の実体験に触れてみることにしましょう。

十年ほど前、ひどく落ち込むことがありました。そんなとき、半分冗談で背中を伸ばして、胸を張って「あ〜、もう最悪だ〜。もう絶望的だぁ〜」と言ってみたんです。いわゆる「よい姿勢」をとった上で、ネガティブな言葉を口にすることにとても強い違和感がありました。どこからともなく「最悪だなんてことはないよ」って声が

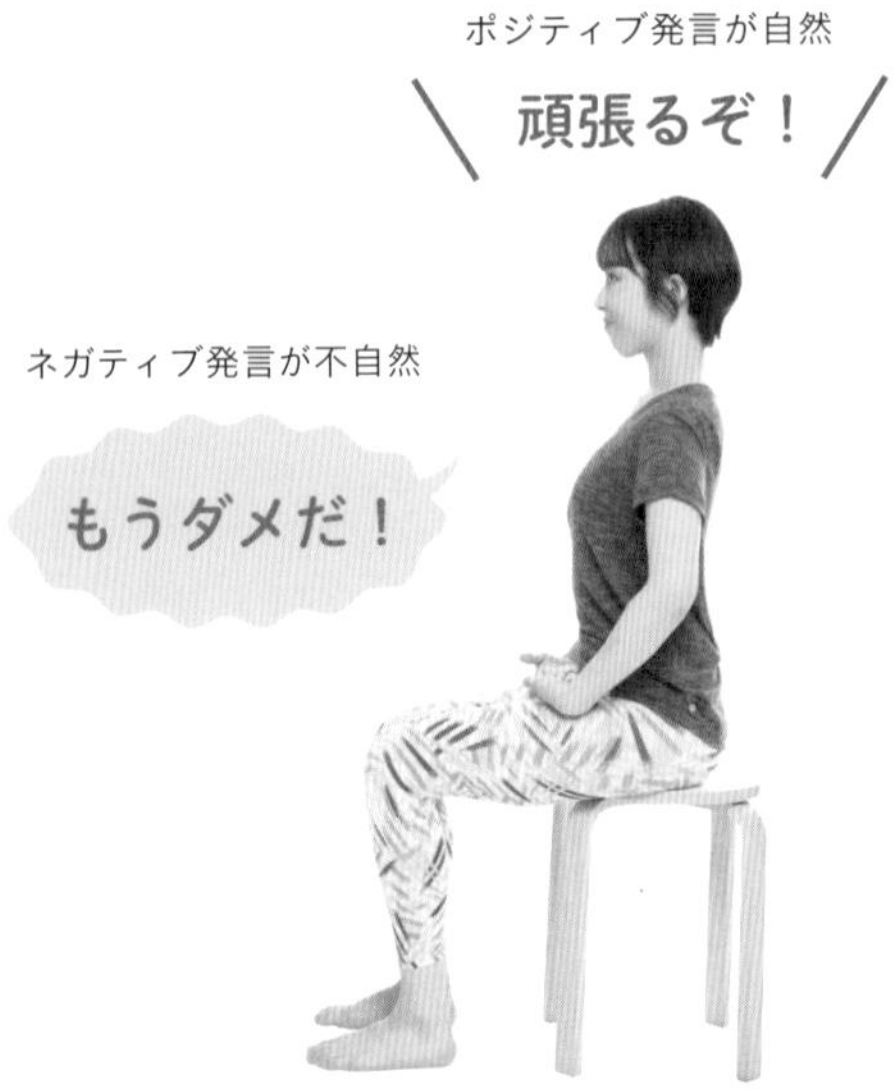
ポジティブ発言が自然
頑張るぞ！
ネガティブ発言が不自然
もうダメだ！
背中を伸ばした姿勢

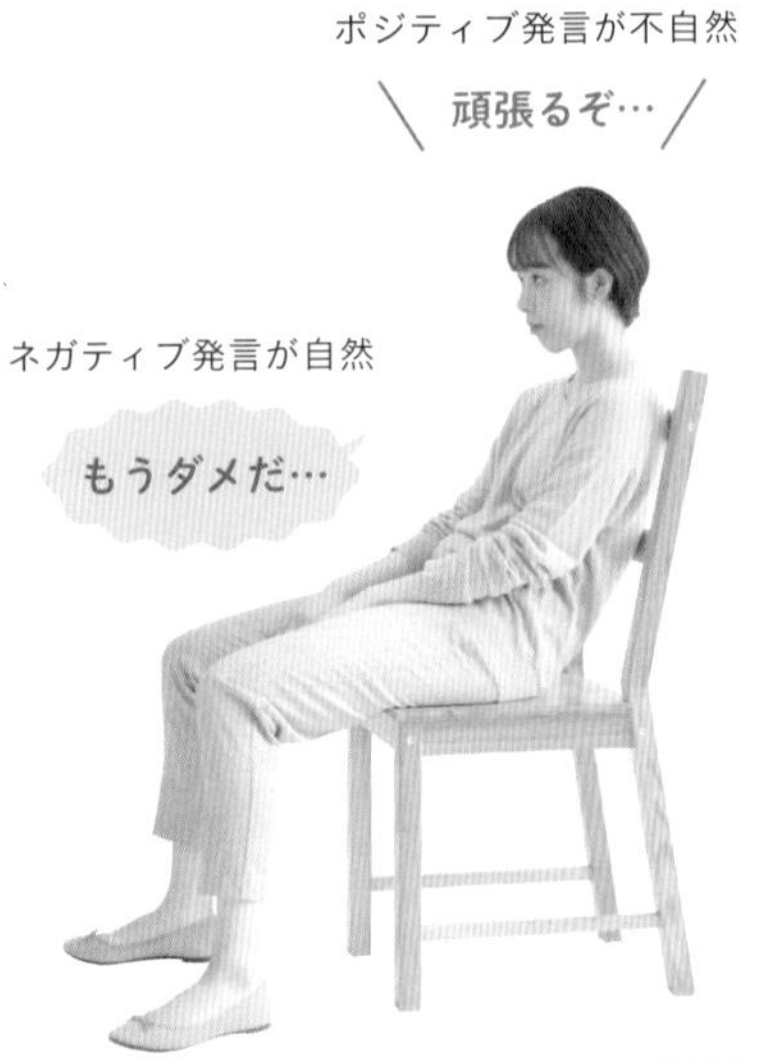
ポジティブ発言が不自然
頑張るぞ…
ネガティブ発言が自然
もうダメだ…
背中を丸めた姿勢

聞こえるような気がしました。起きてしまった出来事は変わらないのに、気分的に随分と違う気がしました。

面白かったので、反対もやってみました。背中を丸めて「さて、前向きに頑張ろう」と言ってみたのですが、とてもそんな気分になれませんでした。

それからというもの、気分の乗らないときなどは、積極的に背中を伸ばすことによって気分をプラスの方向にもっていくようになりました。

これが私に限ったことなのか疑問を抱き、平成23年に10代から80代までの男女206名の協力を得て、姿勢と気分の関係について検証したことがあります。

背中を伸ばした姿勢と背中を丸めた姿勢で、前向きな発言と後ろ向きな発言をそれぞれしてもらい、それが自然に感じるか、不自然に感じるかを5段階で評価してもらう、という内容です。

その結果、人は背中を丸めているときには前向きな気持ちになりにくく、後ろ向きな気持ちになりやすい。逆に、背中を伸ばしているときには、後ろ向きな気持ちになりにくく、前向きな気持ちになりやすい。ともに、80％を超える圧倒的な結果が出ました。それからも早稲田大学等でこの調査を続け、延べ1000人以上の結果が集まりましたが、やはり結果はほぼ同様で、圧倒的に姿勢によって気分が影響を受けるというものでした。

さらに姿勢と気分について調べていくと、「身体性」という言葉に行き当たりました。脳科学者の茂木健一郎さんも唱えていますが、身体性を分かりやすくいうと、体の表情によって脳が影響を受ける現象です。

これは科学的にも証明されていて、例えば、人は笑顔になると脳内の血流量が増えることが分かっています。割りばしなどの棒状のものを横にくわえただけで、脳内の血流量が増えるのです。実際に笑っていなくても、口角の上がった「イ」の口になるだけで脳はそのときの気分が「笑顔になるような状態にある」と判断するのです。

これと同じことが、身体の表情、つまり姿勢でも起きていると考えられます。なかなかやる気が起きなくても、背すじを伸ばすことで、脳をその気にさせ、意図的に「やる気を作る」ことができるのです。正しい姿勢を保てる時間が長くなることで、やる気や集中力も持続するはずです。

この気分や感情を姿勢で操ることができるということが、姿操力を身につける最大の恩恵と言ってもいいでしょう。何といっても、人間は感情の動物ですから。

5 姿操力を身につけるメリット③
「周り」が変わる！

姿操力を備えて、イキイキと健康的な魅力を発揮

人に与える印象が変わる

「猫背ですね」と言われて喜ぶ人はあまりいないと思いますが、ほかにも「肩を落とす」や「後ろ姿に年が出る」など、背中が丸まっている状態に関する表現は、どれもネガティブなイメージで使われます。

実際に、これまで３０００人を超える方に、背中が伸びている人と背中が丸い人に対して、それぞれどのような印象を持つか質問をしてきました。その結果がこちらです。

「背中が伸びている人に対して抱く印象は?」という質問に対しては、「自信がある・明るい・仕事ができそう・前向き・美しい・若々しい」といったポジティブな言葉が並び、逆に背中が丸まっている人に対して抱く印象は「自信がない・暗い・運が悪そう・元気がない・みすぼらしい・老けて見える」とネガティブワードのオンパレードでした。

このように、人は背中が伸びている人に対してはポジティブでプラスのイメージを持っています。逆に、背中が丸まっている人に対してはネガティブでマイナスのイメージを持っているのです。真逆といっていいほどの違いですよね。

第一印象がどれほど大事かということは、私がここで言うまでもありません。いったん悪い第一印象を相手に与えてしまうと、それを覆すのはとても大変ですし、印象を覆すための機会すらないかもしれません。一期一会です。だからこそ、相手に与える第一印象は非常に大事なのです。

年配の方の中には、若く見られたいという方も多いでしょう。多くの人が歳を取るにしたがって背中が丸まっていくというイメージを持っていますから、丸い背中は老けて見られます。スラッと伸びた歳を感じさせない若々しい後ろ姿を目指すことは、一番自然で手軽な、本当の意味での「若作り」ではないでしょうか。

●人やチャンスを引き寄せる

先ほど、姿勢で人に持たれる印象が全く違う、ということを述べましたが、人は誰しもネガティブそうな人よりはポジティブそうな人に好感を抱くものです。もちろん、人間中身が大事であるということは百も承知の上ですが、とくに初対面では、姿勢によって、人やチャンスを引き寄せることもできるし、逆に人やチャンスが遠ざかってしまう可能性もあるということです。姿操力を備えることで、あなたの印象は確実にアップします。どうせなら、見た目で損をしないようにしたいですよね。

COLUMN 2

「椅子の正座」で行う　マインドフルネス瞑想

心の健康を保つ方法として世界的にも評価されている「マインドフルネス瞑想」。これを「椅子の正座」と組み合わせたオリジナル実践法をご紹介します。

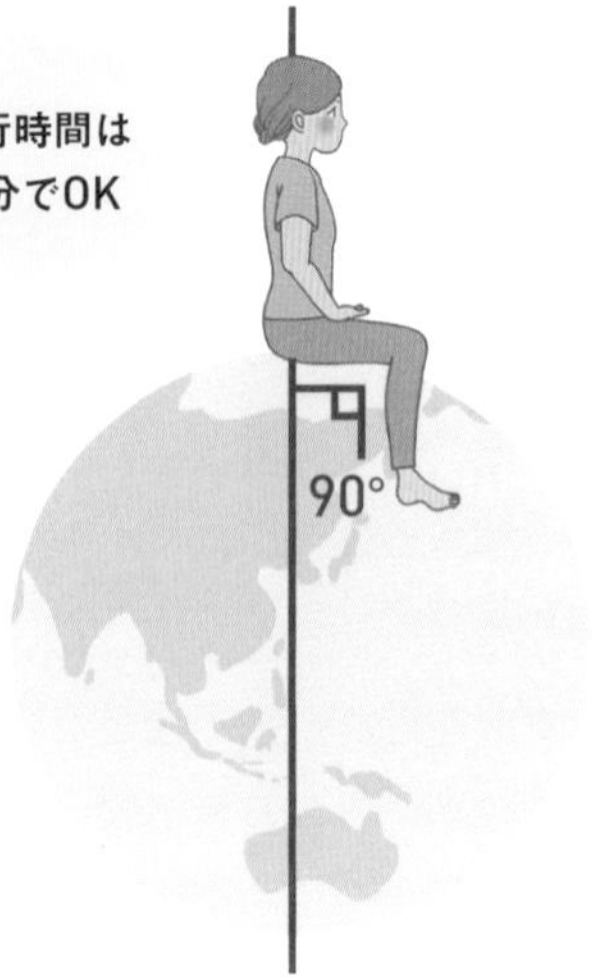

HOW TO　マインドフルネス瞑想

①「椅子の正座」で座ります
②目を自然に閉じます
③ただただ1つのことにのみ意識を向けます
（このイラストを思い浮かべてください）

マインドフルネス瞑想のコツは…

最初はうまくいかなくても当然です。心のトレーニングと思って心がざわついたときや落ちつきたいときなどに取り組んでみてください。

- **パソコンの画面にたくさん開いているウインドウを1つだけ残して閉じるイメージ**
- **ほかのことが頭に浮かんでも、1つのこと（左のイラスト）に戻ってみましょう**

世界的にも注目される「マインドフルネス」とは

日本マインドフルネス学会によると「今、この瞬間の体験に意図的に意識を向け、評価をせずに、とらわれのない状態で、ただ観ること」と定義されています。この「観る」には、見る・聞く・嗅ぐ・味わう・触れるという五感およびそこから生じる心の動きも含まれます。ありのままの「今この瞬間」に無心で向き合う、ということになるかと思います。精神をこのマインドフルネス状態へと導く実践方法が、「マインドフルネス瞑想」です。

一九七〇年代にマサチューセッツ大学医学校名誉教授のジョン・カバット・ジンによって提唱されたマインドフルネスは、東洋の「禅」の心理効果を心身の健康に応用したプログラムで、主に欧米で高く評価され、アップルやグーグルといった大企業でも社員研修の一環として取り入れているそうです。

「椅子の正座」でマインドフルネス瞑想を行うことで、体だけでなく心のバランスも整えてみてはいかがでしょうか。

第3章

高齢者の抱えている問題

寿命＝健康寿命ではありません。「人生 100 年時代」といわれる昨今、せっかくなら介護などで周りに負担をかけず、人生を長く楽しみたいものです。健康寿命を延ばすカギは、「自分の足で歩ける」か、そしてそれを実現する姿勢を習慣づけられるかどうかにかかっています。高齢者の抱える健康上の問題と姿勢との関係性を紐解きます。

1 健康寿命＝介護を必要としない寿命

◦生涯自分の足で歩いて健康寿命を延ばす

世界保健機関（ＷＨＯ）の世界保健統計によると、２０１９年の日本人の平均寿命は84・3歳、健康寿命は74・1歳と、ともに世界一位です。健康寿命とはＷＨＯが提唱した新たな指標で、厚生労働省のウェブサイトによると「平均寿命から寝たきりや認知症など介護状態の期間を差し引いた期間」と定義されています。

寝たきりはもちろん、介護状態となると多くの場合、補助や介護を必要とし、移動にも補助具や車いすを使うことになります。すなわち、認知症の場合を除けば、健康寿命と「自分の足で歩けるかどうか」は、密接に関係しているといえるでしょう。

介護が必要になった原因

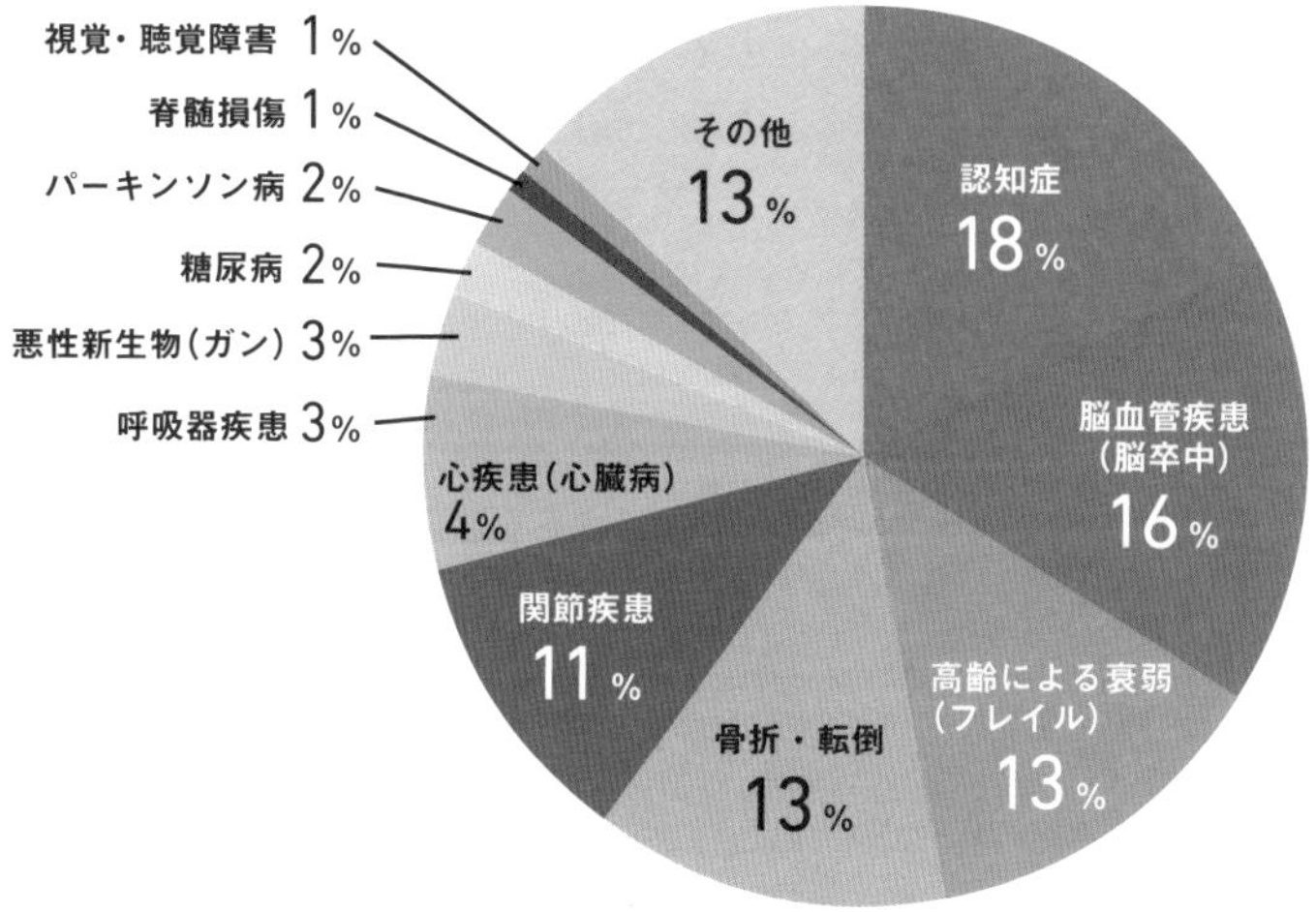
視覚・聴覚障害 1%
脊髄損傷 1%
パーキンソン病 2%
糖尿病 2%
悪性新生物（ガン）3%
呼吸器疾患 3%
心疾患（心臓病）4%
関節疾患 11%
骨折・転倒 13%
高齢による衰弱（フレイル）13%
脳血管疾患（脳卒中）16%
認知症 18%
その他 13%

出典：厚生労働省「2019年　国民生活基礎調査」第15表要介護別にみた介護が必要となった主な原因の構成割合 2019年より

厚生労働省が行っている国民生活基礎調査では、「介護が必要になった原因」も統計化されています。

姿操力を備えることで、4番目に多い「骨折・転倒」しづらくなりますし、姿操力を備えたうえで自分の足で歩くことは体力維持にもつながりますから、3番目に多い「高齢による衰弱（フレイル）」の抑止にもつながると思います。

合計25・2%、つまり4人に1人が姿操力を身につけることで要介護になるリスクを減らせる可能性があるのです。

2 高齢者の抱える問題

○体と心の抱える問題を姿勢から解消しよう！

人生の後半戦である高齢期。年を重ねたからこその充実も得られる反面、体が老いていくことで、ともすれば命にかかわる特有のリスクも抱えることになります。姿操力を備えれば、そうしたリスクの多くを軽減することができるのです。その仕組みをそれぞれ解説していきましょう。

●転倒による骨折

高齢者にとって骨折は大きなリスクです。骨折で入院して、入院中に認知症になってしまったという話も珍しくありません。姿操力を備えることで、転倒しづらい体を作ることができます。

①つまづきにくい

座っているときに傾こうとする骨盤を引き起こす腸腰筋と大腿直筋は、立っているときに太ももを引き上げる筋肉でもあります。60代から70代の男女30名に行った調査で、「椅子の正座」を保てる時間が長くなると、24名が脚を高く引き上げられるようになるという結果が出ています。

「椅子の正座」によって腸腰筋と大腿直筋を鍛え、ハムストリングスと大臀筋の柔軟性がつきます。その結果、脚が上がりやすくなり、つまづきにくい体を手に入れることにつながるのです。

②つまづいても転倒しづらい

「椅子の正座」をキープするには筋力だけでなく体を垂直に保つためのバランス感覚が必要です。これが体の状態がどうなっているのか把握する「体性感覚」を養うことにつながり、転倒を回避しやすくなるのです。

●腰痛

当然のことですが、筋肉は頑張っている（緊張している）ときに硬くなり、ラクをしている（緩んでいる）ときに軟らかくなります。しかし実は、ラクな姿勢をしているときほど筋肉は頑張って硬くなっているとしたら、皆様驚かれるのではないでしょうか。できればペアで、腰回りの筋肉を触りながら「椅子の正座」から姿勢を緩めてみてください。筋肉の硬さが変化することを実感していただけると思います。

正月の出初式《でぞめしき》などでお目にかかる「はしご乗り」でたとえるなら、背骨がまっすぐ立っている「椅子の正座」は、はしごがまっすぐに立っていて下で支えている人たちも最小限の力で支えられる状態です。逆に姿勢を緩めて背骨が傾くのは、斜めのはしごを皆で必死に支えているようなものです。

ときには姿勢を崩してリラックスすることももちろん必要ですが、この姿勢のまま座り続けることが腰痛を引き起こす大きな要因となるのです。ラクだと思っていた姿勢がむしろ腰に負担をかけ、腰痛になるケースが非常に多いのです。

ラクだと思われている姿勢

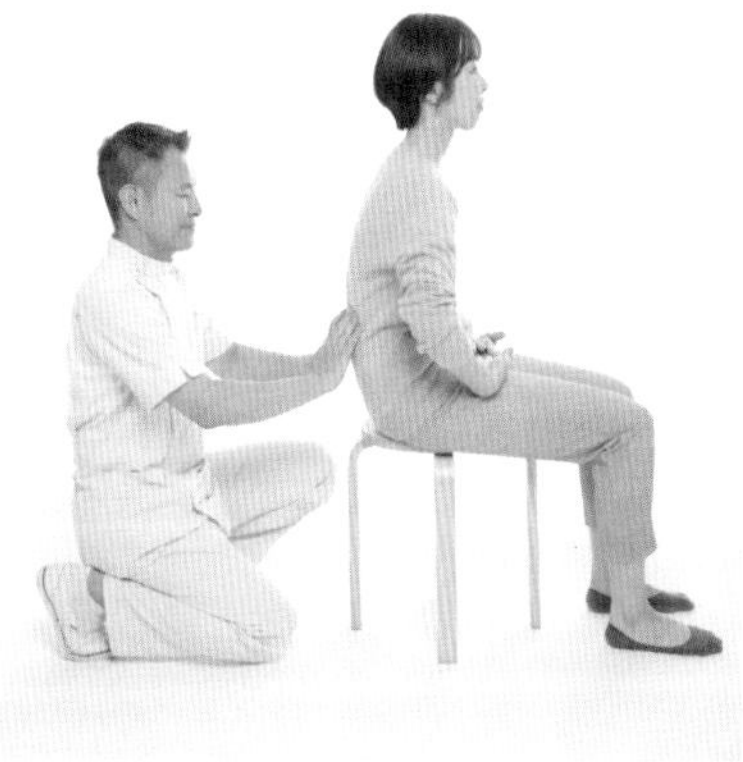

見た目に反して、腰回りの筋肉は硬く張って緊張している＝負担がかかっている

支えるのに大きな力が必要

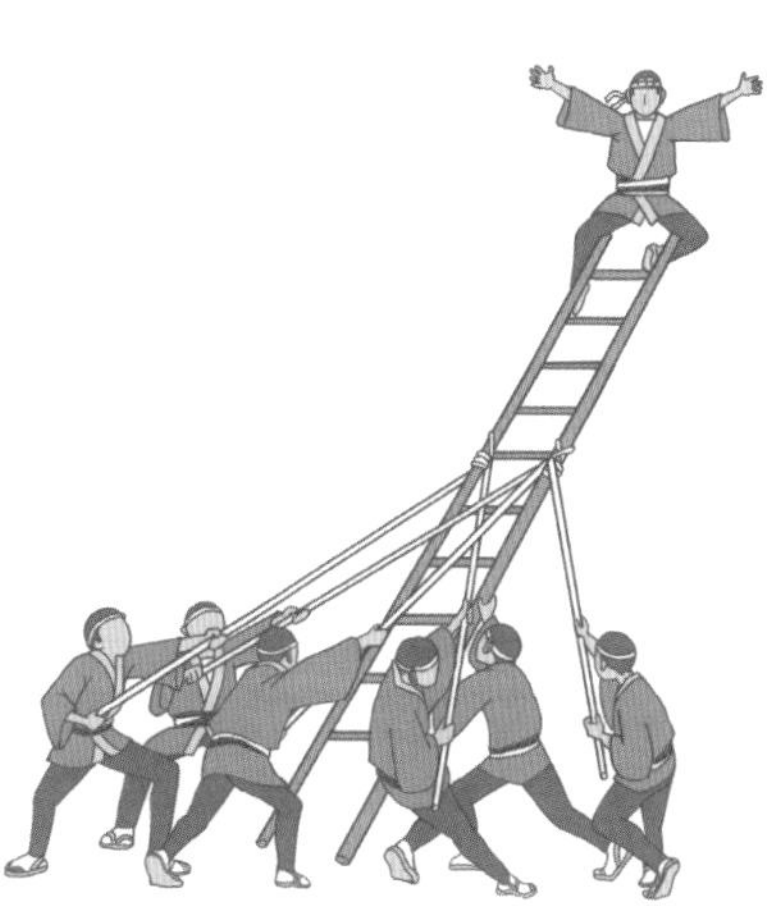

はしご乗りでたとえるなら…

「椅子の正座」で座った状態

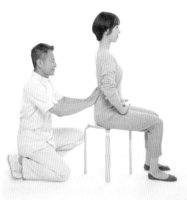

腰回りの筋肉をさわってみると軟らかく、筋肉が緊張していないことがわかる

小さな力で支えられる

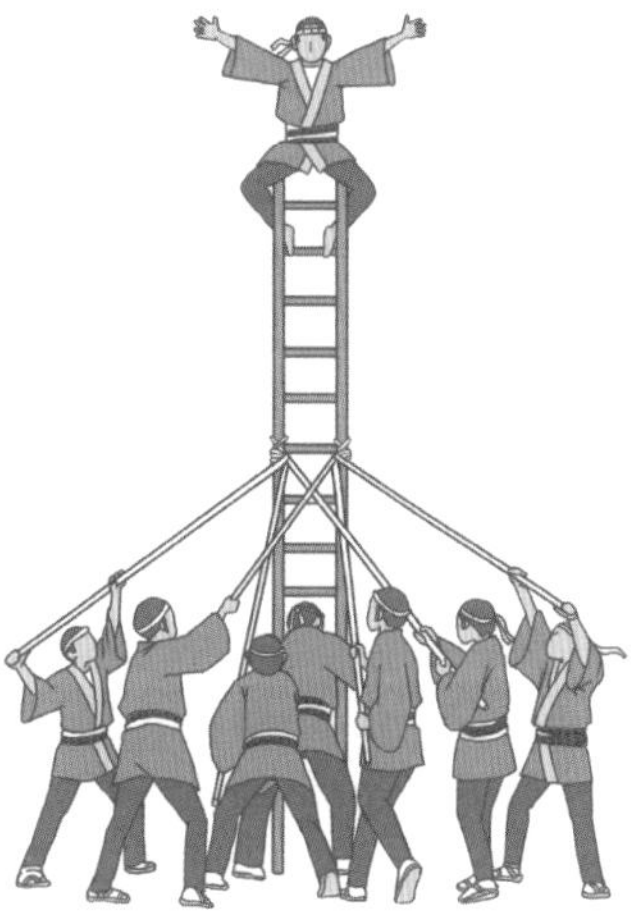

●圧迫骨折

圧迫骨折の要因には、骨粗鬆症《こつそしょうしょう》、尻もち、転倒などが挙げられますが、高齢期には転んだ記憶もないのに圧迫骨折が起きるケースが珍しくありません。生活の中で背中を丸めることが常態化し、それを長年続けてしまうと、背骨の前側が圧迫され続けてつぶれてしまう場合があるのです。骨粗鬆症を予防する食事とともに、背中を丸め続けないことが重要です。

●ヒザの痛み

高齢期の方に非常に多い症状にヒザの痛みがあります。階段の上り下りや正座・しゃがむ動作、歩く・走る動作の際、つまり、曲げ伸ばしや衝撃を受ける際に痛むのです。ヒザ痛の原因にはいろいろありますが、例えば「変形性膝関節症」の場合は、姿操力が予防につながります。変形性膝関節症というのは、太ももの骨とスネの骨の間に挟まっていて、クッションの役割をしている「半月板」という軟骨に問題が起きた状態です。

「椅子の正座」が働きかける筋肉のうち、とくにハムストリングスが硬くなるとヒザが伸ばしにくくなり、横から見てヒザが「くの字」になりやすくなります。ヒザが「くの字」のまま歩いていたら、ヒザに負担がかかるのは分かりますよね。ヒザ痛予防のためにも「椅子の正座」でハムストリングスの柔軟性を高めましょう。

●胸やけ

胃に繋がる自律神経が影響を受けると、胃酸の中和がうまくできず胃酸過多になってしまいます。胃酸は、劇薬でもある塩酸で、食べたものを消化したり雑菌をやっつけるために分泌されます。胃の壁は粘膜によって守られていますが、胃酸過多や粘膜が弱まると、胃の内部や食道が塩酸によってやけどした状態、すなわち胸やけが起こります。胸やけは、高齢者が発症することが多い「胃食道逆流症」の症状のひとつでもあります。

胃につながる自律神経は、背中の真ん中あたりにある胸椎の5〜8番から出ています。このあたりは、とても猫背になりやすい場所なので、背骨に負担をかけ続けた結果、神経が悪影響を受け、自律神経の機能が低下してしまうのです。

●誤嚥性《ごえんせい》肺炎

誤嚥とは、食べたものや飲んだもの（固体や液体）が、本来通るべき食道を通らず、誤って気管に入ってしまうことです。厚生労働省が発表している2019年の「人口動態統計月報年計（概数）」というデータでは、誤嚥性肺炎の死亡数は4万人以上で死亡原因の6位となっています。

誤嚥性肺炎の予防策として口腔ケア、嚥下《えんげ》リハビリ、食物形態の最適化が挙げられます。いずれも効果的だと思われますが、猫背姿勢は誤嚥を起こしやすく、また誤嚥した際に吐き出す力も弱めてしまいます。そもそも誤嚥を起こさない体、さらに誤嚥をしても吐き出せる体であるために、姿操力が役に立つのです。

①そもそも誤嚥しにくい体作り

食べ物を食べて（摂食）、噛み砕き（咀嚼《そしゃく》）、飲み込む（嚥下）動作には、必ず口の開閉をともないます。姿勢と誤嚥についての関係はさまざまな研究がなされていますが、背中を丸めてあごを突き出すような姿勢は誤嚥を招きやすいことが分かっています。口を開閉しやすい姿勢で食事することが大切なのです。

②誤嚥しても吐き出せる体作り

摂食・嚥下障害患者に対する喀出力《かくしゅつりょく》（吐き出す力）の調査から、胸郭《きょうかく》の可動域が低くなると、自分で誤嚥したものを吐き出す力が衰えるという研究結果が出ています。背中を丸めた姿勢は、胸郭の可動域を狭め、肺活量を小さくするので喀出力が低下します。つまり、誤嚥性肺炎を食い止めにくいのです。

誤嚥しても吐き出せる肺活量や筋力が老化によって低下する以上、誤嚥そのものをゼロに抑え込むことは難しいかもしれません。しかし、正しい姿勢によって誤嚥のリスクを軽減できるのです。

●鬱・無気力

定年退職後の方に多く見られるのが、鬱や無気力といった症状です。2章でも、姿勢と気分には密接な関係があり、姿勢によって「やる気を作る」ことができることをご紹介しました。背中を丸めた姿勢はひと休みするときの姿勢です。行動しようとするときには、意志に反してブレーキをかけてしまいます。行動しようというときに姿勢が足を引っ張ってしまうのはもったいないですから、ぜひ姿操力を備え、姿勢をやる気を出したり、行動を起こすための味方につけてください。

●認知症

認知症に姿勢が関係するといったら、驚かれる方もいるでしょう。しかしこれには根拠があるのです。

国立環境研究所の研究員、谷口優氏による延べ1万人以上の高齢者研究によると、歩幅の広い・狭いが認知症のリスクを大幅に変えることが分かりました。要約すると、歩幅が広い人に対して、歩幅の狭い人は認知症のリスクが3・39倍に増加するというのです。谷口氏は著書『たった5センチ歩幅を広げるだけで「元気に長生き」できる！』（サンマーク出版）の中で、歩幅を保つために姿勢が重要であること、骨盤を立てて座ることが、筋トレになり歩行中の足の動きにつながることを指摘しています。

実際にやってもらえばわかりますが、背中を丸めた姿勢で歩くより、体を起こして歩くだけで歩幅は広くなり、そもそも歩きやすさも違うことに気づくはずです。姿操力を身につけることが、歩幅を広くする体を作り、認知症のリスクを減らすことにつながるのです。

●衰弱（フレイル）

誤嚥性肺炎の項で挙げた厚生労働省による同じ調査によると、主な死因の第3位は老衰となっています。昭和22年をピークに低下傾向にあったようですが、2001年以降再び上昇し、2019年には脳血管疾患に代わり3位となり、同年の全死亡者に占める割合は8・8％に及ぶのです。

老衰は読んで字のとおり、老いて衰弱することです。海外の老年医学では近年、高齢による衰弱を「Frailty」と呼んで研究が進められており、日本では「フレイル」とも称されます。

アメリカの老人科医で疫学者、リンダ・P・フライドは、次のうち3項目以上に当てはまる場合、フレイルと診断されると提唱しています。

①体重減少　②主観的疲労感　③日常生活活動量の減少
④身体能力（歩行速度）の減弱　⑤筋力（握力）の低下

次章でご紹介する「椅子の正座」と、これをベースとしたエクササイズに取り組んでいただくことで、歩行の際に脚を上げる2つの筋肉、腸腰筋と大腿直筋を鍛えることにつながります。またハムストリングスの柔軟性もついていき、正しい姿勢を長く保っていられるようになります。姿操力を身につけることで運動効率もあがりますから、スポーツや散歩なども長く楽しめるようになるでしょう。カロリーが消費されることで、食欲も増すはずです。そして何より最大のメリットは、正しい姿勢は前向きな気持ちになるアクセルとなるのです。

姿操力をアップすることでフレイルの診断基準のすべてをクリアすることもあながち夢ではないといえるのではないでしょうか。

mini column 姿勢改善　習慣化のススメ③

本書は「自力で姿勢改善を成功させていただきたい」という願いを込めて執筆した一冊です。そして、本書のとおり実践していただければ必ず姿操力が身につき、皆様の心と体の健康のお役に立てると確信しています。とはいえ、気がつくとダラッとお尻で座っていたり、場合によってはダラッとお尻になっていることに気づかない、そんなケースもあると思います。

どうしても、自力だけで姿勢改善を成功させるのが難しいという方のために、ふだんお使いの椅子に置いて座るだけで、ピシッとお尻になれる「ZAGOO」という器具を開発しました。この器具を背もたれのある椅子や床の上に置いて座るだけで、意識しなくてもダラッとお尻にならない（ピシッとお尻の）座り方が習慣になるのです。

本体だけならコンパクトに持ち運べるので、自宅での使用はもちろん、車や電車の座席、職場や学校など出先でも使うことができます。なかなか姿勢改善を習慣化できないという方は、ぜひ試してみてください。

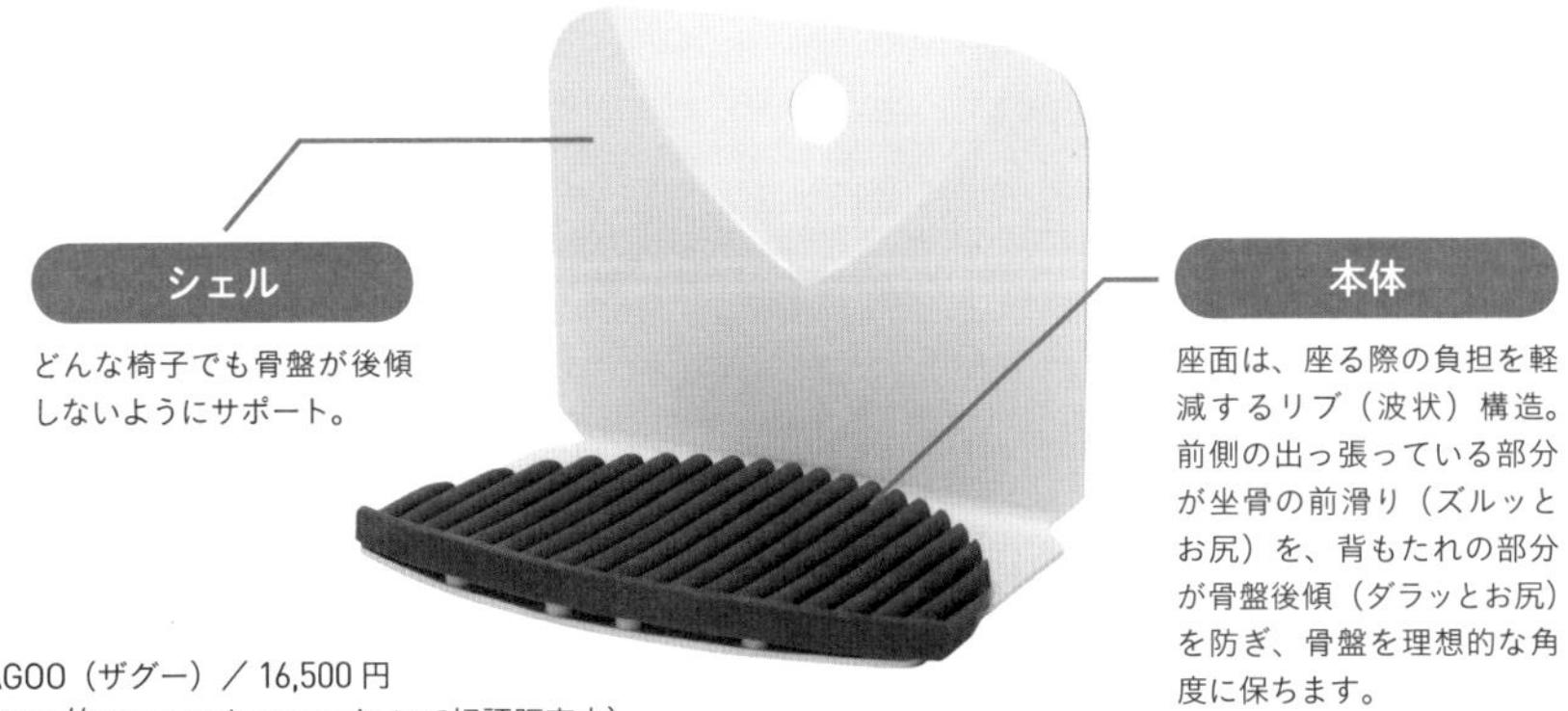
シェル
どんな椅子でも骨盤が後傾しないようにサポート。
本体
座面は、座る際の負担を軽減するリブ（波状）構造。前側の出っ張っている部分が坐骨の前滑り（ズルッとお尻）を、背もたれの部分が骨盤後傾（ダラッとお尻）を防ぎ、骨盤を理想的な角度に保ちます。

ZAGOO（ザグー）／16,500円
（https://zagoo-web.stores.jp にて好評販売中）

COLUMN 3

「椅子の正座」をキープする　デスクワークのひと工夫

日常生活のなかでも姿勢が崩れやすく、長時間に及びがちなデスクワーク。「椅子の正座」をキープできる環境を整えましょう。

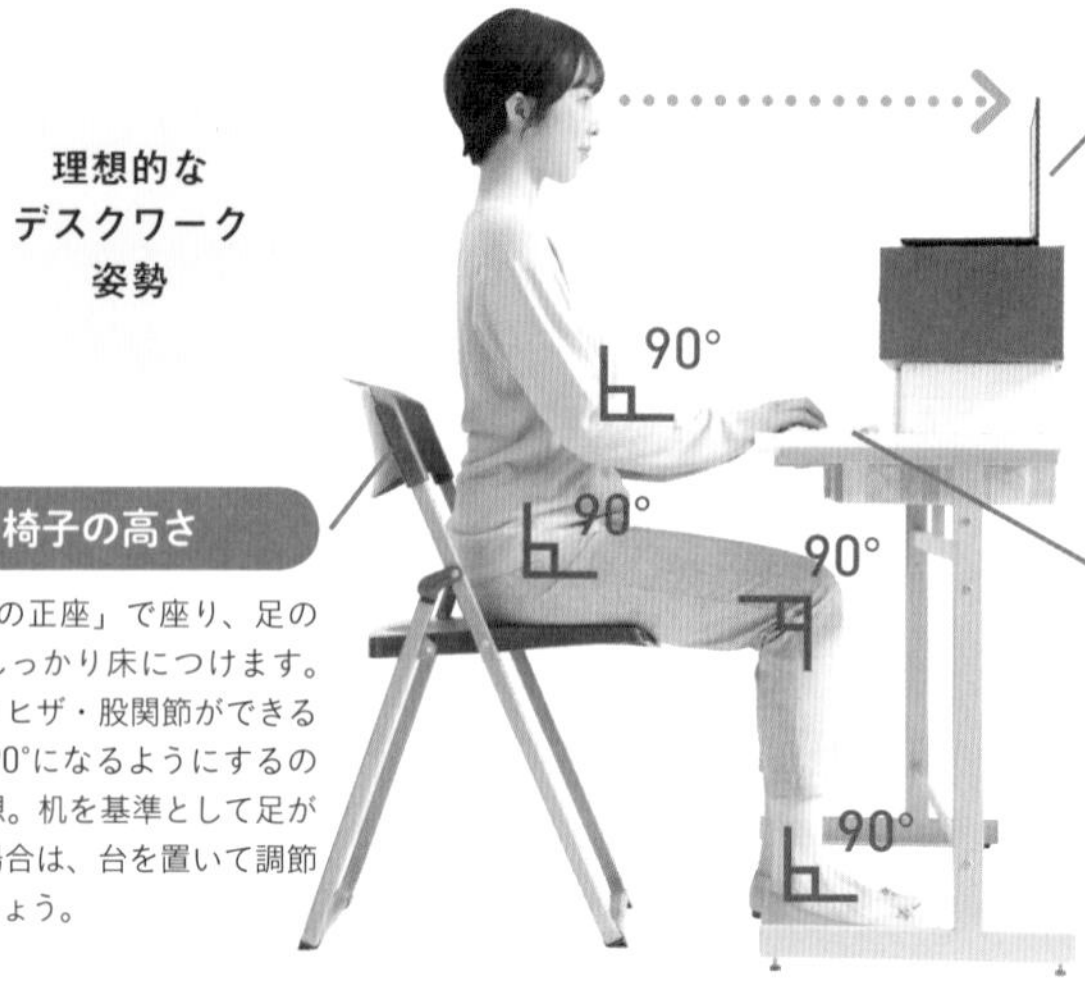

① 椅子の高さ

「椅子の正座」で座り、足の裏はしっかり床につけます。足首・ヒザ・股関節ができるだけ90°になるようにするのが理想。机を基準として足が浮く場合は、台を置いて調節しましょう。

② モニターの位置

「椅子の正座」で正面を向いた際、モニターの最上部が目の高さになるのがベストです。本や台などを置いて調整してください。

③ キーボード、マウスの位置

椅子の正座で座り、いったん肩をリラックスさせて腕を体の横に垂らします。そこからヒジを90°曲げたところにキーボードやマウスがくるように調整します。

デスクワーク姿勢を見直して効率アップ

　意識せずに座ると、背中が丸まるのがむしろ体の自然な仕組みであることはこれまでにも説明してきましたが、デスクワーク時にはより姿勢は崩れやすくなります。「椅子の正座」を維持できるように工夫することで、頭が冴えて集中しやすくなり、肩こりや腰痛も防止できますから、ぜひ取り入れてみてください。

　まずはふだんデスクワークをするときに使う椅子に「椅子の正座」で座り、上記に挙げたように調整していきましょう。なかでも椅子の高さは重要で、椅子が高すぎると太ももが圧迫され、むくみなどの原因となります。ノートパソコンをお使いの方も多いと思いますが、ノートパソコンは、どうしても下を向く姿勢になってしまいます。そこで、別売りのキーボードをノートパソコンに接続し、パソコンはモニターとして台の上に置くことをおすすめします。とくに長時間パソコン作業をする方で、首から腰にかけての不調を感じている方には、必ず実践していただきたい工夫です。

第4章

姿操力エクササイズ

本章では、姿操力をアップする「椅子の姿勢」をベースとした6つのエクササイズを詳しく解説。わざわざ時間を取ったり、特別な器具を用意する必要は一切ありません。どうせ座っているなら、その座り時間を活用して、本章で紹介する簡単にできるエクササイズをやってみてください。さらに巻末では、お悩みの方の多い「猫背」を改善するエクササイズもご紹介します。

1
姿勢改善

「椅子の正座」と6つのエクササイズ

姿勢改善の最適解

本書の目的は、姿操力を身につけて元気に毎日を過ごしていただくことです。その上で最大の目標となるのが、椅子の正座を余裕で30分保てる体になることです。ただ座っているだけに見える「椅子の正座」をエクササイズと捉えるのは意外かもしれませんが、実はこの姿勢を保っている間、静かにハムストリングスがストレッチされ、腸腰筋や大腿直筋は骨盤を引き起こしており、筋トレ状態にあるのです。このため、実践していただくと、新しいスポーツを始めたときのように、最初は無駄な力が入ってしまったり、すぐに疲れてしまうかもしれません。それも致し方ないことで、繰り返し実践していただくことで必ず身につきますので安心してください。それもわざわざ時間を取ったり、特別な器具を用意する必要はありません。テレビを観る時間など、どうせ座るのなら「椅子の正座」に取り組んでいただきたいのです。

これから「椅子の正座」と、この座り方を長く保つために効果的な6つのエクササイズをご紹介します。エクササイズは大きく2つに分かれます。

骨盤を起立させるために必要な筋肉を鍛えるエクササイズ

❶ハムストレッチ：太ももの裏側の筋肉の柔軟性をつける
❷オンオフ体操：腸腰筋・大腿直筋の筋力をつける
❸バランス体操：体の左右のバランスを整える働き
❹正座ステップ：座りながらにしてウォーキングの効果

背中の丸まりを伸ばすエクササイズ

❶キャットストレッチ
❷MAX腕回し

この2つは、いわゆる「猫背」や「前肩・巻き肩」と呼ばれる姿勢のクセが解消するエクササイズです。首、肩、背中のこりや不快感などには絶大な効果を発揮します。とはいえ、骨盤が後ろに倒れたまま行っても効果は半減してしまいます。「椅子の正座」をベースに「骨盤を起立させるために必要な筋肉を鍛えるエクササイズ」とともに取り組んでください。

また、この6つのエクササイズをひと通り行うことを「サーキットトレーニング」と呼んでいます。ひとつひとつはとても簡単な動作ですが、流れで行うことで手軽な運動不足解消にも役立ちます。なお、目安として回数や頻度を示していますが、これは最低限実践していただきたいという目標で、何度やってもやりすぎるということはありません。はじめのうちはサーキットトレーニングに取り組んでそれぞれのエクササイズを覚えて、あとは気づいたときにこまめに行うようにするのがおすすめです。生活の中の座り時間を「置き換えエクササイズ」の時間にすることで、いずれは「椅子の姿勢」で座るのがむしろ心地よく感じる、姿操力の高い体に近づけるはずです。

サーキットトレーニング

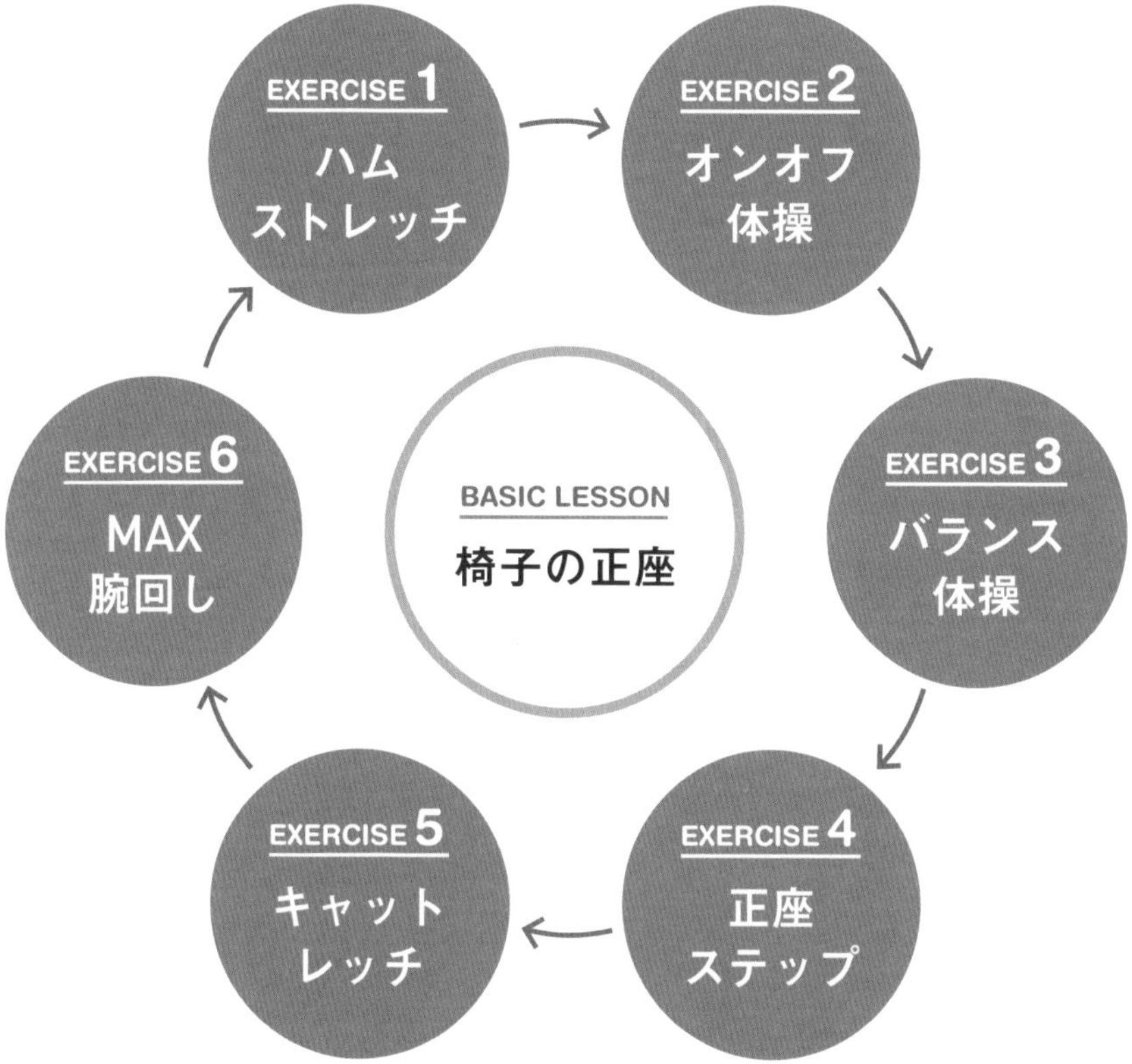

これからご紹介する「椅子の正座」とこの座り方をベースに行う６つのエクササイズは、どれもとても簡単な動作で、すべて日常生活の座り時間を有効活用して実践することができます。気づいたときにこまめに行うことをおすすめしますが、それぞれのエクササイズを本書を見ないでもできるようになるまで、例えば最初の１ヶ月間は、朝夕に一連の流れで行うことで短期間に習得することが可能です。「椅子の正座」を効率的に身につけるための理論に基づいた順番で行うことで、姿勢改善に必要な筋力と筋肉の柔軟性を高めることができるのです。

BASIC LESSON

椅子の正座

すべてのエクササイズの基本姿勢

本書の目的は、「姿操力を備える」＝「椅子の正座」を余裕で30分保つことであり、「椅子の正座」はすべてのエクササイズの基本姿勢でもあります。

「椅子の正座」は、背骨が理想的なS字カーブ（腰がゆるやかに弯曲した状態）を描き、上体が地球に対して垂直になる座り姿勢で、理想的な椅子での座り姿勢ともいえます。簡単にいうと、立っている時のS字カーブを座ったときにも維持した状態で、腰がお腹の側にゆるやかに反っていればOKです。次のページの❷の写真のように、背中の少し丸まって高くなっている部分の頂点とお尻を結んだ線より、腰が前に反っていることが非常に重要です。これより腰がフラットになっている場合、腰の反りが足りません。ぜひ一度、写真を撮って確認してみてください（111ページ参照）。

HOW TO 椅子の正座

「椅子の正座」は、目標でもありすべてのエクササイズの基本姿勢。
しっかりとコツをつかむことが姿勢改善への第一歩です。

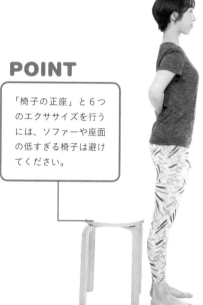

POINT

「椅子の正座」と6つのエクササイズを行うには、ソファーや座面の低すぎる椅子は避けてください。

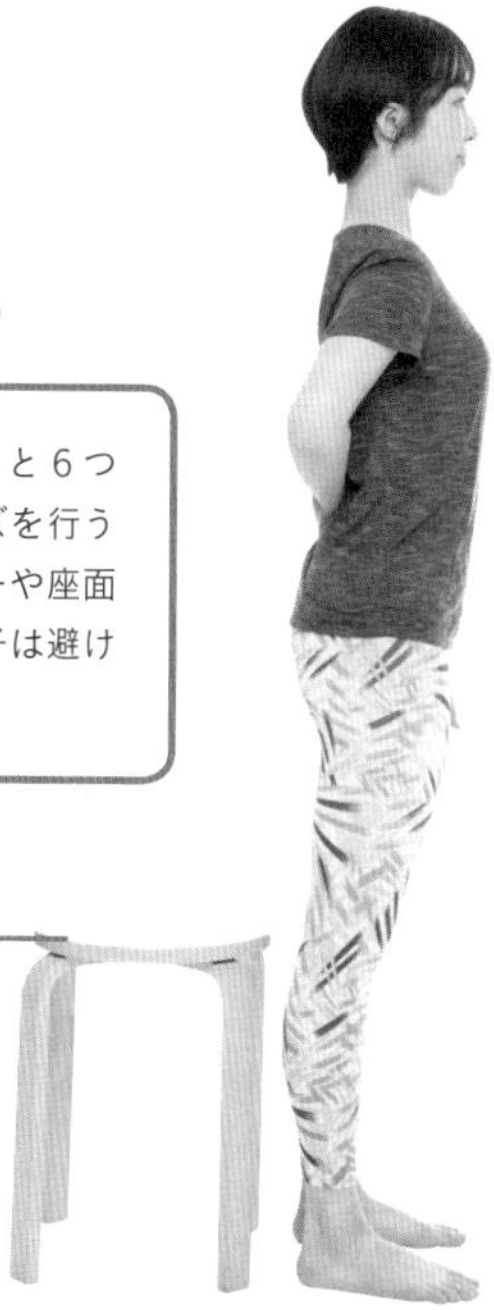

1 背中のS字カーブを手で確認する

椅子の前に立ち、腰に手をあててS字カーブを感じる。腰がお腹の側に反っていることを確認する。

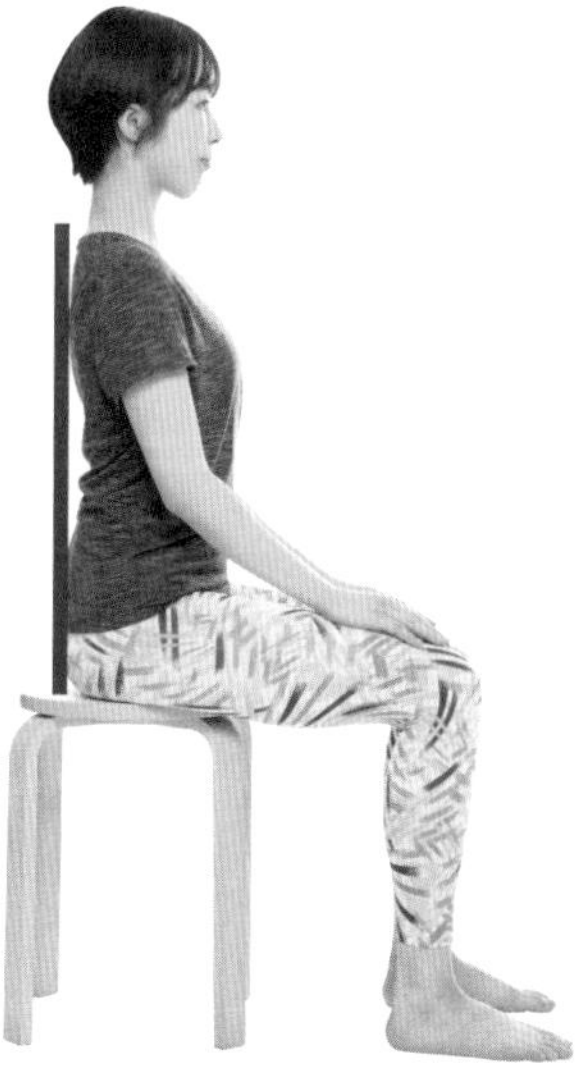

2 椅子に腰をおろす

立っていたときと同じ腰のカーブを保つように意識しながら座る。

3 背筋を押して筋肉の硬さを感じる

背中側に手を回し、腰の中心にある背骨を探り当てる。その横にある背筋を強めに押し、筋肉の硬さを感じる。

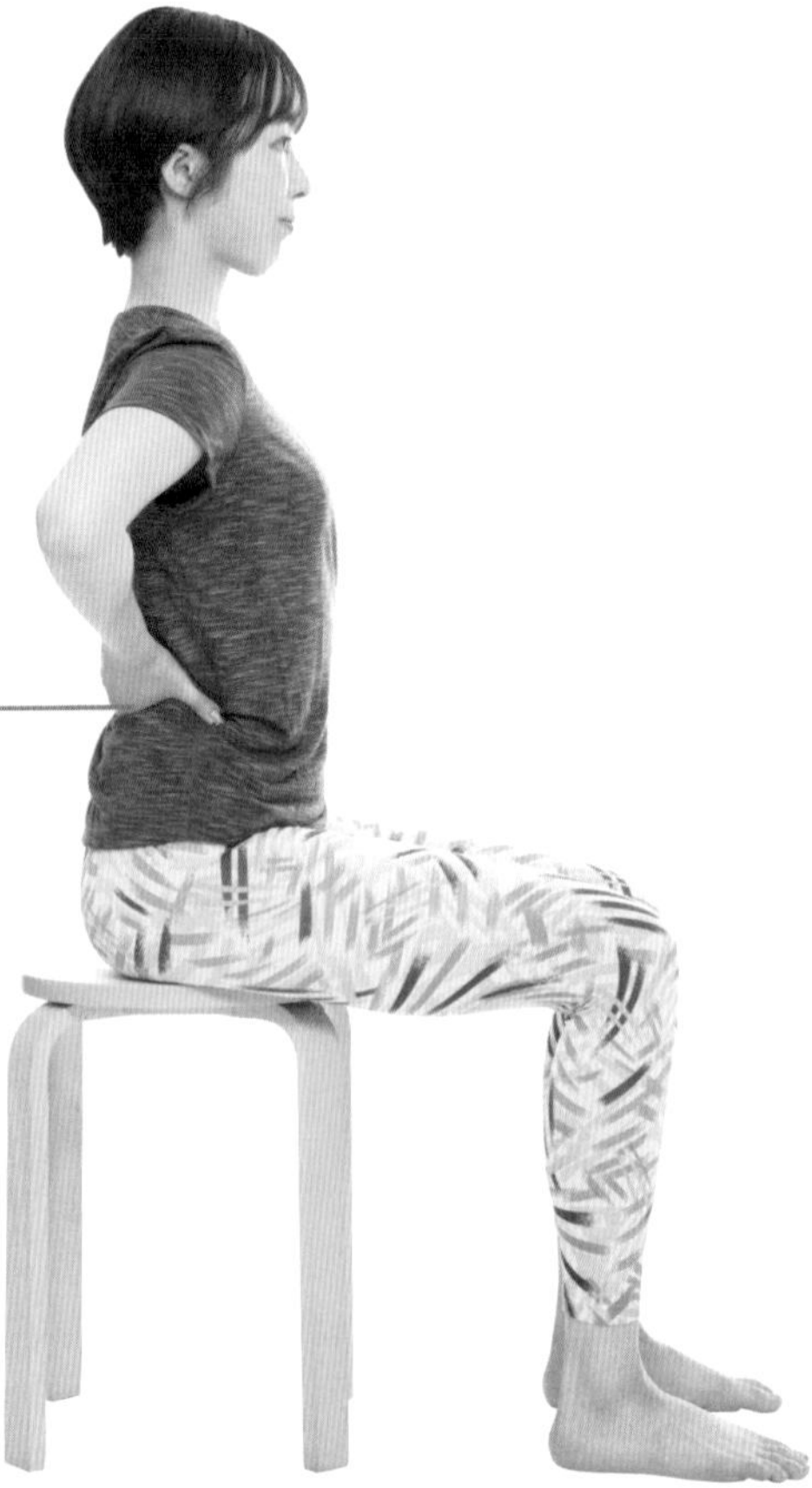

POINT

背筋の硬さを確認する場所を背中側から見てみましょう。高さは腰のくびれの真横あたりが目安です。

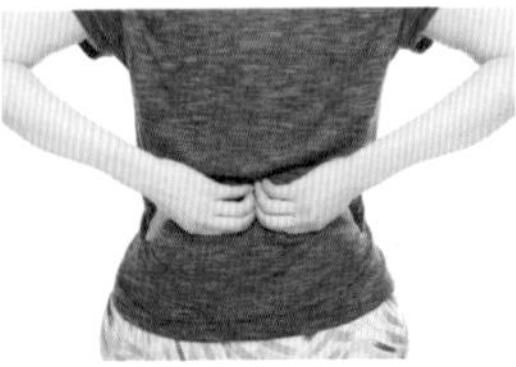

背中側に手を回し、背骨を指先でしっかり確認します。

▼

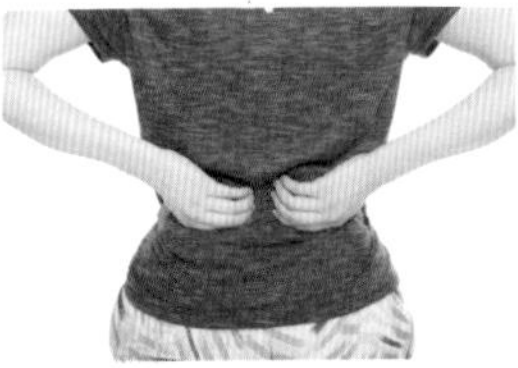

そこから５㎜ほど外側にある背筋をグッと強く押します。

4 そのままの状態で軽く上を向く

背中はS字カーブを保ち、指で背筋の硬さを感じ続けながら軽く上を向く。

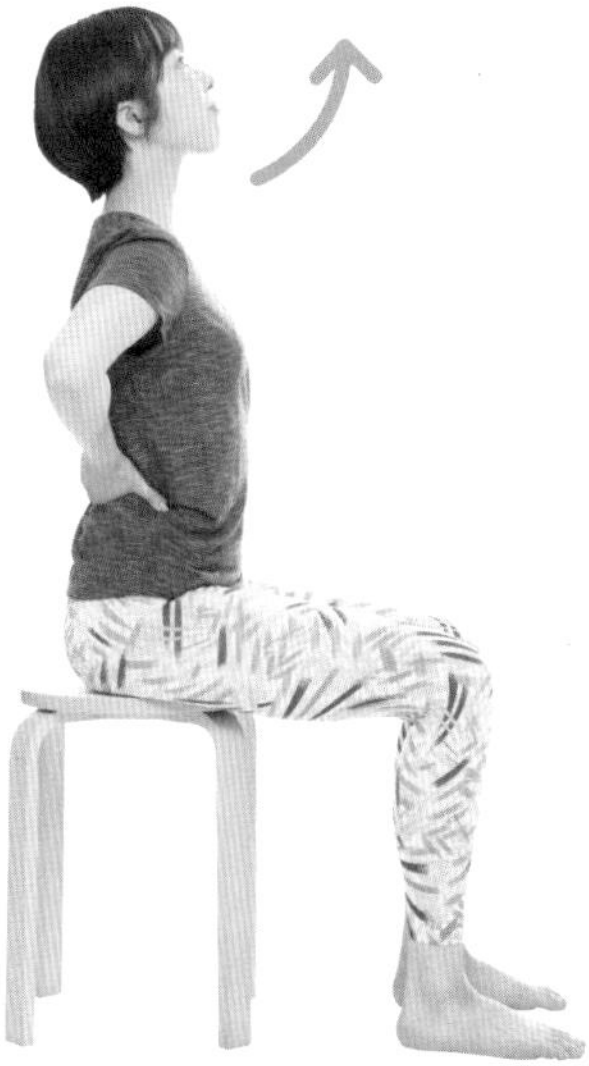

✕NG例

背筋を感じることに気を取られて背中を丸めないように注意してください。

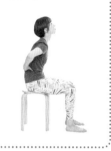

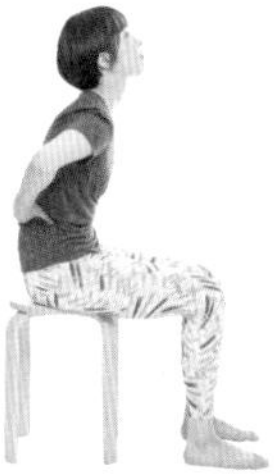

5 上を向いたまま上体を少し倒す

上体を脚の付け根から少し倒す。背中のS字カーブ、背筋を感じ続けている指はそのままキープ。指先で感じている背筋の筋肉が硬くなる。

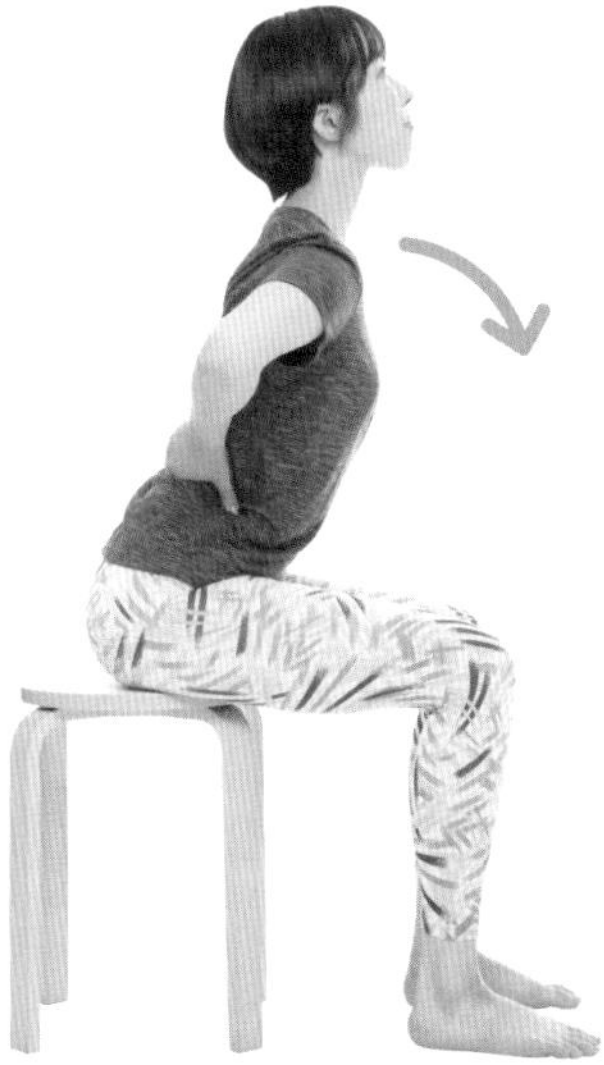

✕NG例

上体を倒す際、背中を丸めないように注意。脚の付け根から体を前に倒します。

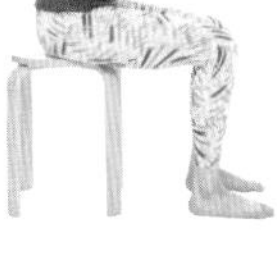

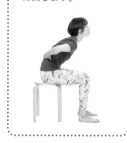

6 背筋が柔らかくなる箇所が「地球に垂直」の角度

上を向いたまま頭を後ろに引き、指先で感じている背筋がフッと緩んだら、その角度で顔は正面を向き、手のひらを上にして脚の付け根に置く。

ここをチェック！

「椅子の正座」の最終的な状態をチェック。うまくいかない場合は、形だけ真似ずに、最初からやり直しましょう。

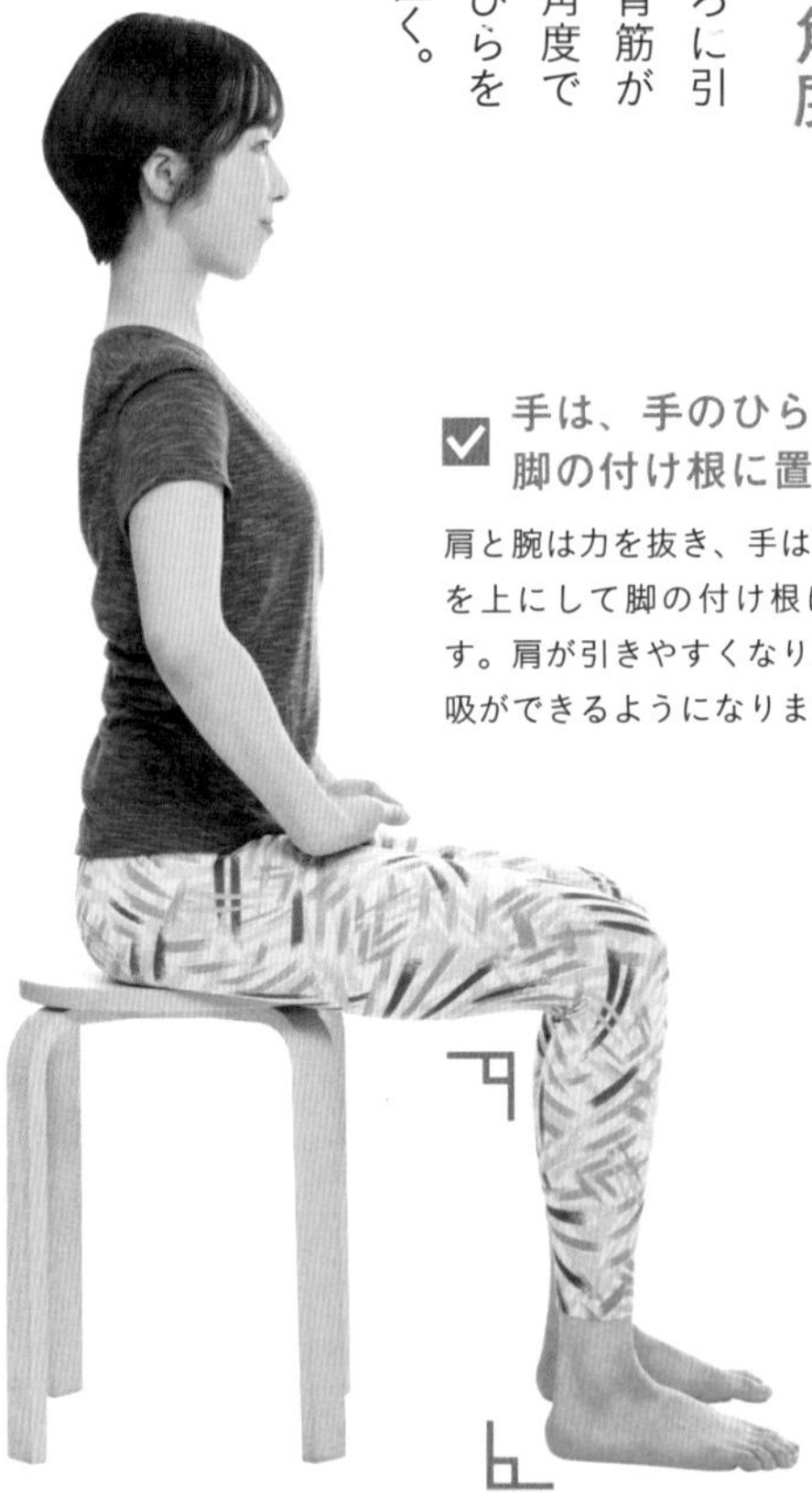

☑ 頭と首は垂直に 視線はまっすぐ前へ

頭を背骨・首に垂直にのせるようなイメージでまっすぐ前を向きます。この姿勢でテレビなどを観るのもよいでしょう。

☑ 座っても背中の S 字カーブを保つ

「椅子の正座」の手順は、立っているときのＳ字カーブを、座っても保つためのものです。このとき、骨盤は起立しています。

☑ 手は、手のひらを上に 脚の付け根に置く

肩と腕は力を抜き、手は手のひらを上にして脚の付け根に置きます。肩が引きやすくなり、深い呼吸ができるようになります。

☑ ヒザは 90°に曲げ、足の裏は床につける

ヒザや足首は直角が理想ですが、神経質にならなくて大丈夫。とくに女性の場合、ヒザを閉じて OK。ヒザを閉じると難易度が上がり、エクササイズ効果もアップします。

目標

余裕で 30分キープ

HOW TO 引き座（背もたれを使った椅子の正座）

なかなか自力で「椅子の正座」を保てないという方は、
背もたれを「補助輪」のように使って練習してみてください。

1 椅子に座る

背もたれから少し体を離して椅子に座る。椅子は、背もたれが垂直なものが望ましい。

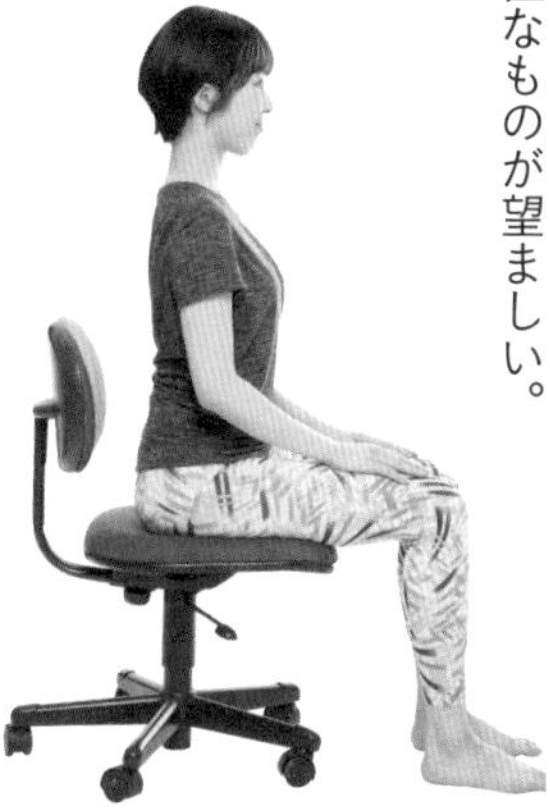

2 上を向いたまま上体を倒す

あごを軽く上げ、脚の付け根から体を前に倒す。

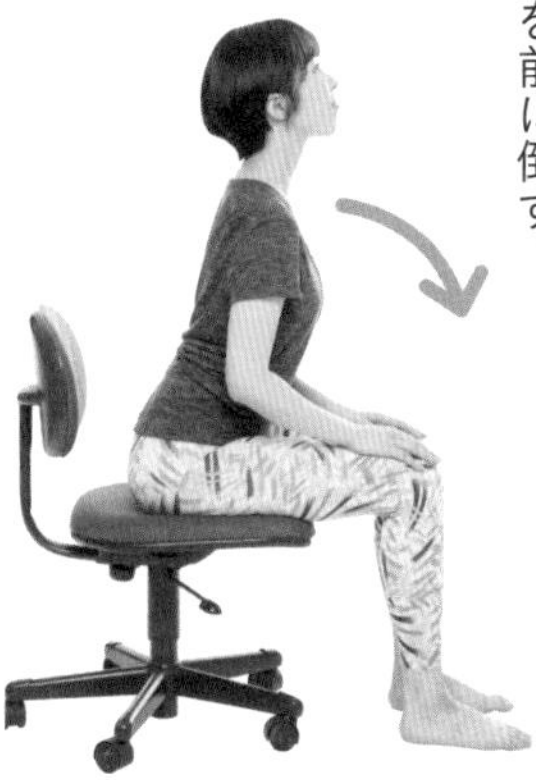

3 上を向いたまま お尻を引く

上を向いたまま、お尻が背もたれに当たるまでしっかり引く。

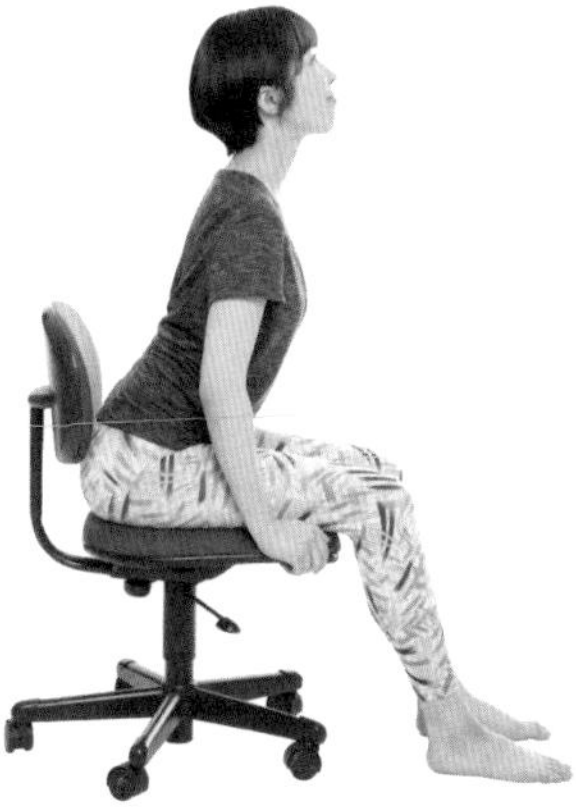

4 体を起こす

上体を起こし、骨盤（お尻・腰）を背もたれに支えさせる。

ここをチェック！

「引き座」は、骨盤の起立を椅子の背もたれでサポートする座り方です。「椅子の正座」の簡易版として活用してください。

☑ いずれは自力で「椅子の正座」を保持

背もたれを補助にする引き座は補助輪付きの自転車に乗るようなもの。いずれは、自力で「椅子の正座」を保てるように取り組んでください。

☑ 骨盤起立のキープを背もたれで補助

「引き座」では椅子の背もたれが骨盤起立を保つサポート役。骨盤（お尻・腰）をしっかり当ててください。背もたれが傾いている椅子の場合は、骨盤は背もたれに支えさせますが、背中まで寄りかからないように注意してください。

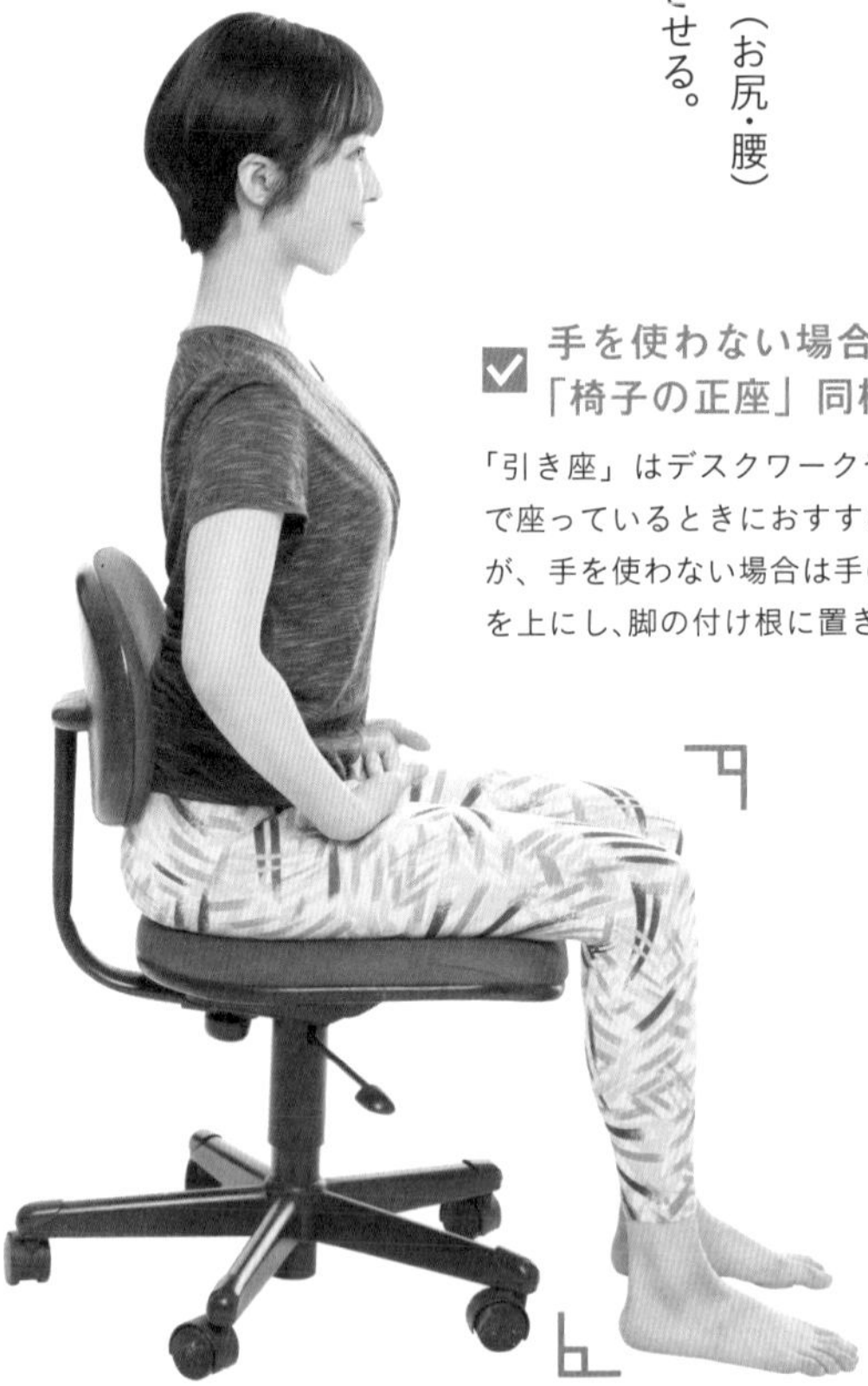

☑ 手を使わない場合は「椅子の正座」同様に

「引き座」はデスクワークや電車で座っているときにおすすめですが、手を使わない場合は手のひらを上にし、脚の付け根に置きます。

☑ ヒザ＆足の角度も「椅子の正座」同様

ヒザや足首は直角が理想ですが、通常の「椅子の正座」同様、神経質にならなくてOK。ヒザの開く・閉じるもどちらでもよいですが、閉じるとエクササイズ効果がアップ。

POINT

「引き座」は床でも実践できます。壁など寄りかかれるところで、あぐらまたは長座をし、やや上を向く感じで前かがみになり、お尻が壁に当たるまで引いて上体を起こし、骨盤起立を壁などで補助します。

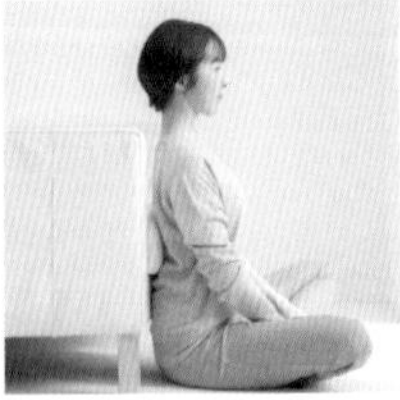

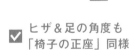

+αレッスン 背もたれ＆机で「椅子の正座」をキープ

姿操力トレーニング初心者など「椅子の正座」を長い時間保てない場合は、さらに机も姿勢維持のサポート役として活用できます。

慣れるまで

背もたれのある椅子で「引き座」で座り、お腹が当たるまで体を机に近づけます。

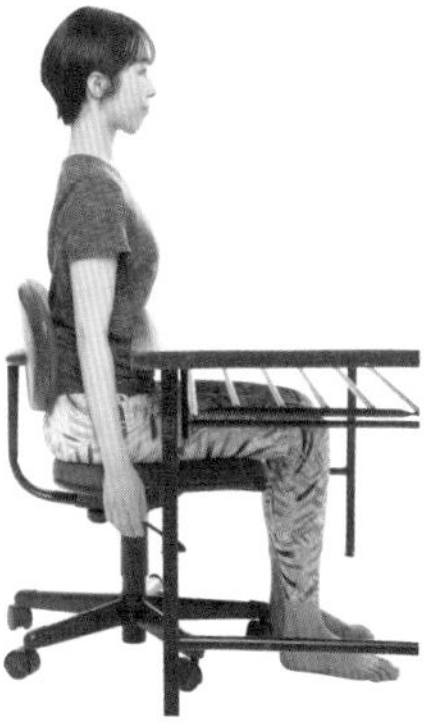

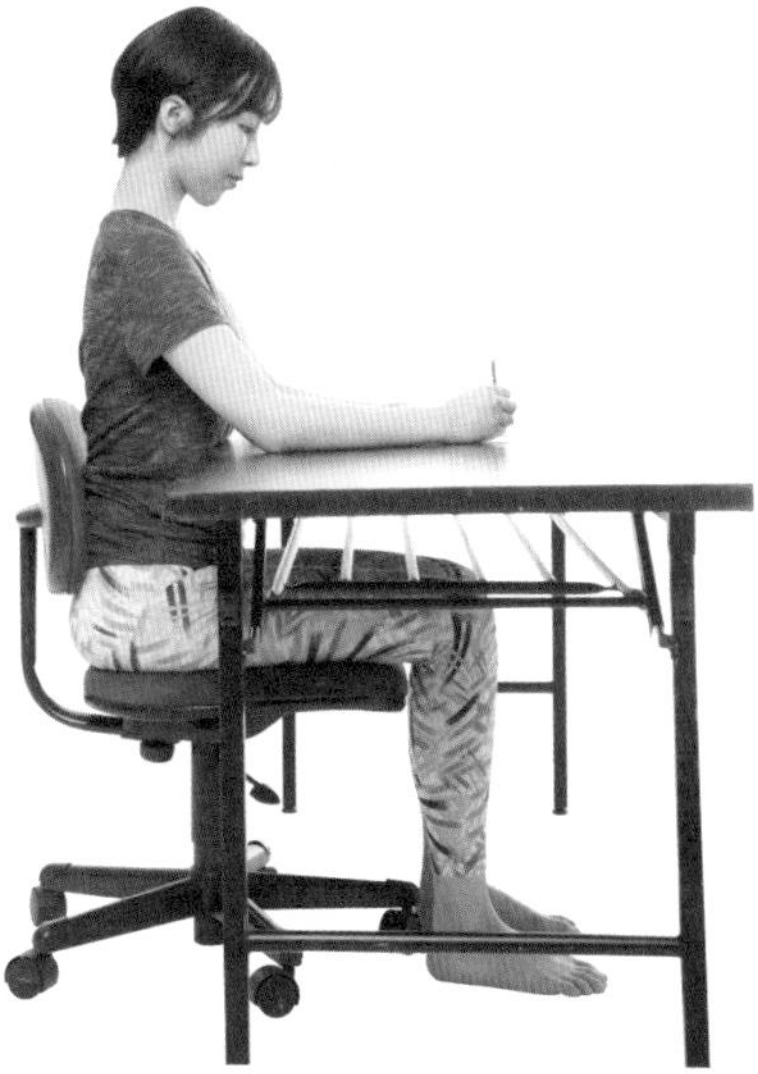

慣れたら…

背もたれを使う時間を徐々に減らしていきましょう。この場合でも、前傾姿勢になりにくくするため、体は机に近づけます。

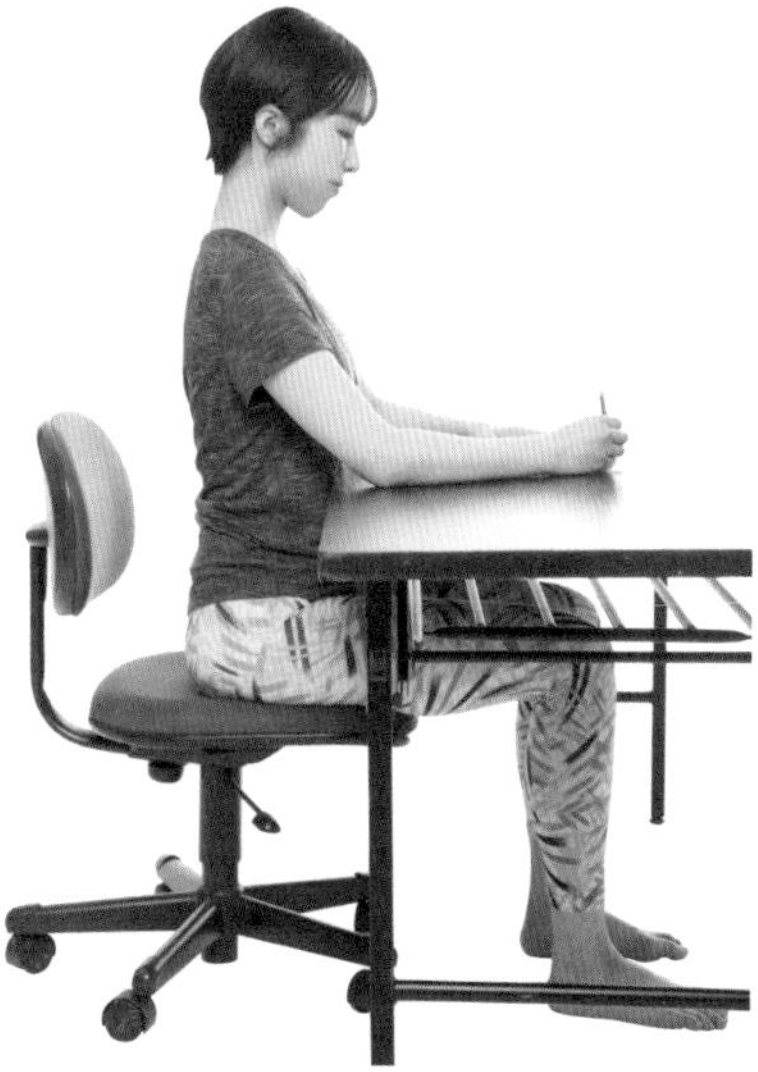

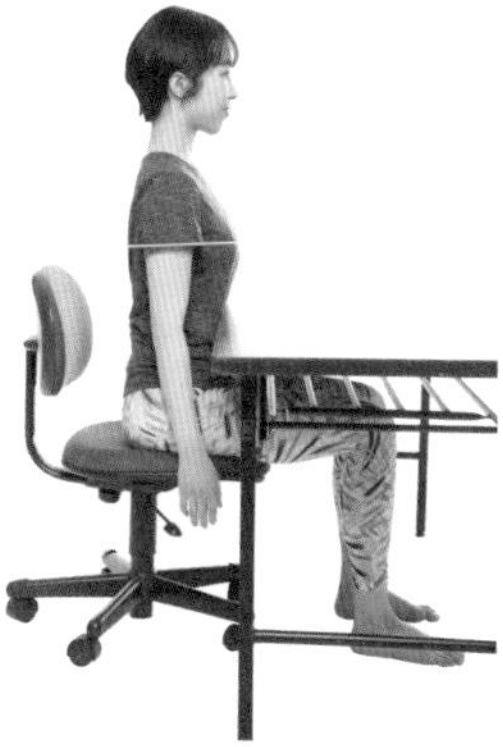

CHECK

〝骨盤のゆがみ〟をチェック！

“骨盤”って？

腰・お尻の中心にある骨盤はいわば背骨の土台で、寛骨《かんこつ》（腸骨・恥骨・坐骨）・仙骨・尾骨から構成されます。仙骨と腸骨は仙腸関節によってつなぎ合わされています。

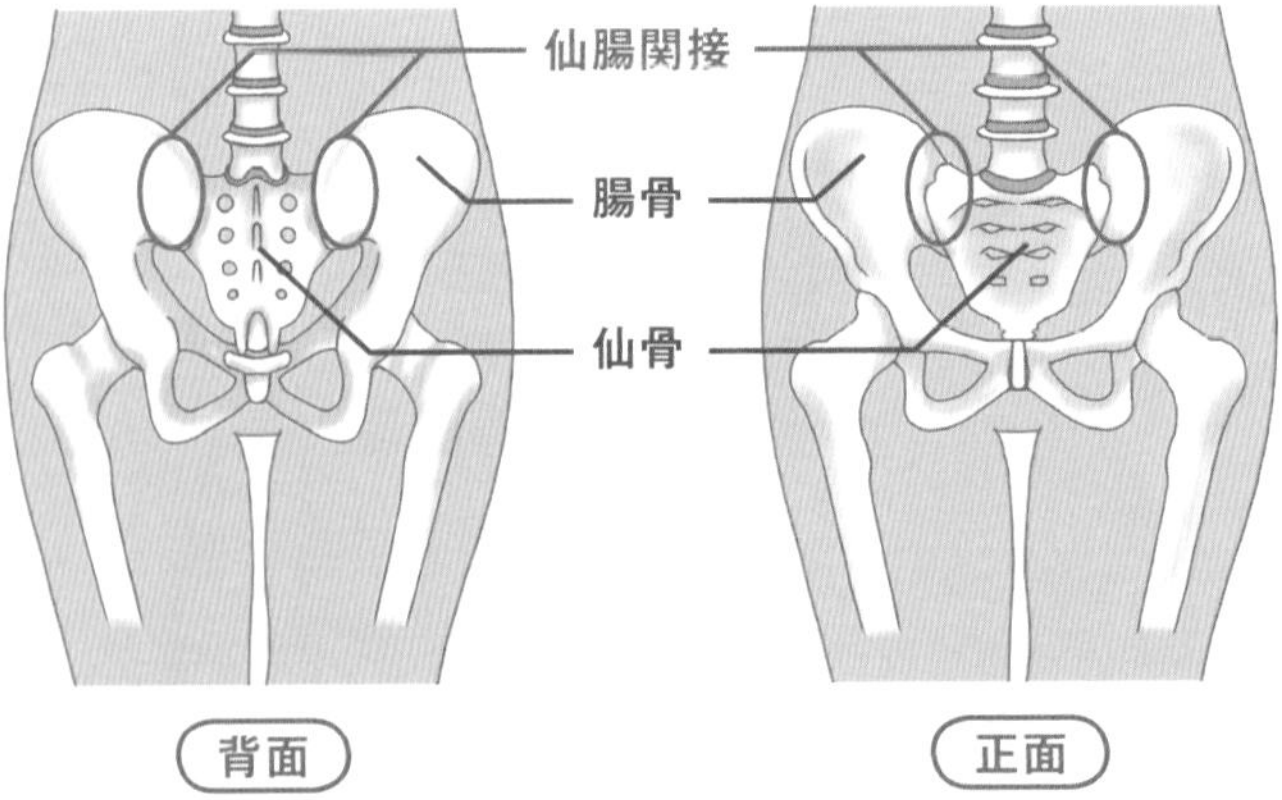

骨盤のゆがみの代表 仙腸《せんちょう》関節のゆがみ

背中を丸めた姿勢を長時間続けたり、足を組んだり、体の重心を左右どちらかにかけて立つといった日常生活のちょっとしたクセが、骨盤のゆがみにつながります。仙腸関節のゆがみ方は、ねじれていたり、開いている・閉じている場合などがあり、片方または両方に生じます。固定化すると腰痛などの原因に。

CHECK ① 手が脚のサイドのどこまで届くかで左右のゆがみをチェック

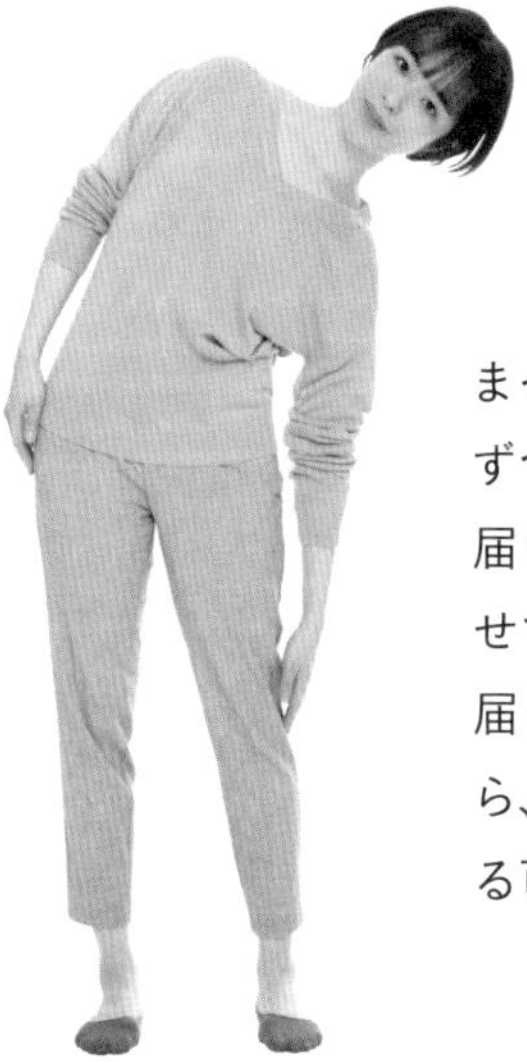

まっすぐに立ち、片手ずつ脚の横を無理なく届くところまですべらせていきます。左右で届く高さが違うようなら、骨盤がゆがんでいる可能性があります。

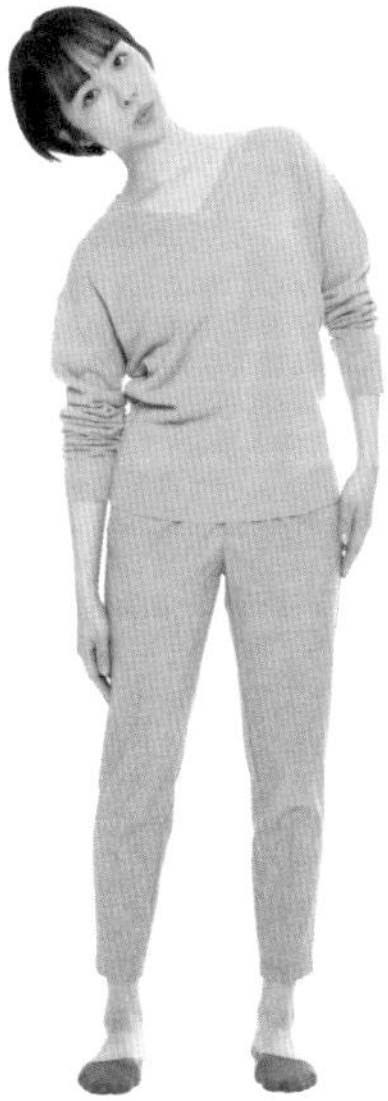

CHECK ② ウエストの位置でチェック

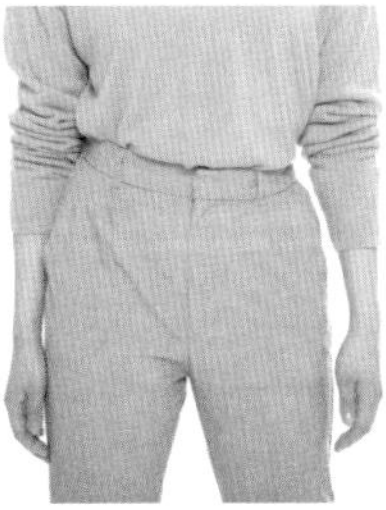

ボトムのウエスト位置がずれる、お尻の左右のポケットの位置が違う、スカートが回るといった場合も骨盤がゆがんでいる可能性が。

CHECK ③ パンツの裾の高さでチェック

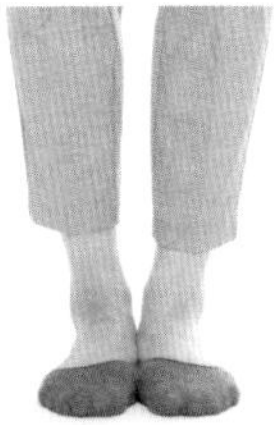

パンツを履いて過ごした日の終りに裾の高さを正面から見比べてみてください。骨盤がゆがんでいると、裾の高さがずれていることがあります。

EXERCISE 1

ハムストレッチ

硬いと「椅子の正座」を阻害するハムストリングスを柔軟に

座り時間が長かったり運動不足だと、ハムストリングス（太ももの裏側の筋肉）が硬くなりがちです。前屈したとき、太ももの後ろ側の張ったように感じる筋肉です。あまり知られていませんが姿勢改善にハムストリングスの柔軟性は非常に重要で、ここが硬いと座る際に骨盤を後ろに倒す力が強く働き、骨盤を起立させて座る「椅子の正座」ひいては姿勢改善が阻害されてしまうのです。

なお、ハムストレッチは決して太ももの裏や腰に痛みを感じるところまでやらないように注意してください。「あ〜、伸びてるな〜」と感じるくらいで充分です。ハムストリングスの柔軟性は姿勢保持だけでなく、さまざまなスポーツにも効果があるので、ぜひ継続してトレーニングしてください。

HOW TO ハムストレッチ

「椅子の正座」で座れるようになるカギとなるハムストリングス。
柔軟性を高めることで、骨盤起立をキープしやすくなります。

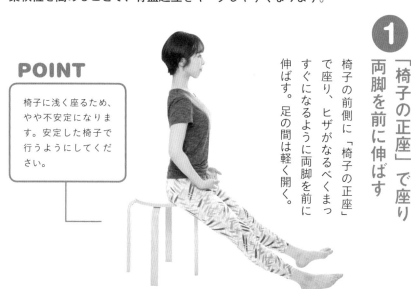

1 「椅子の正座」で座り両脚を前に伸ばす

椅子の前側に「椅子の正座」で座り、ヒザがなるべくまっすぐになるように両脚を前に伸ばす。足の間は軽く開く。

POINT

椅子に浅く座るため、やや不安定になります。安定した椅子で行うようにしてください。

2 つま先を手前へ引き起こす

つま先をできる限り手前へ引き起こす。

POINT

足の裏やふくらはぎがつらないように、無理のない範囲でつま先を上げてください。

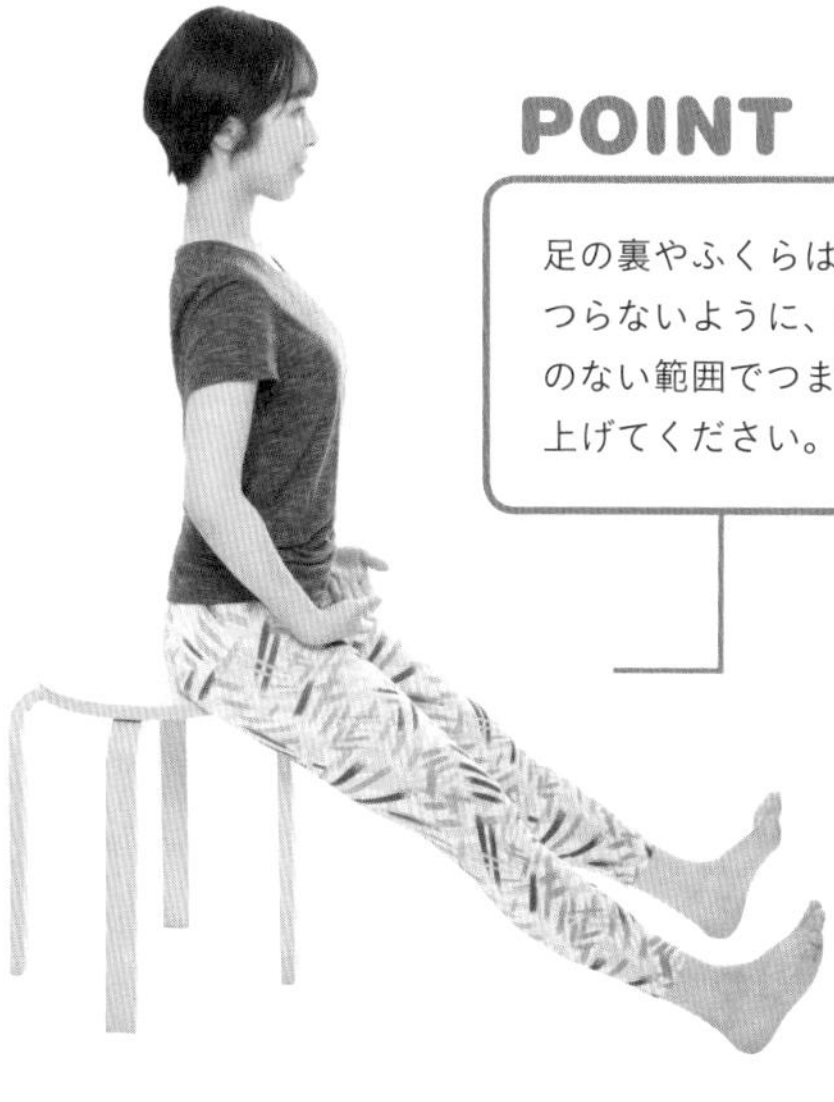

❸ 上を向く

あごを上げるように軽く上を見上げる。

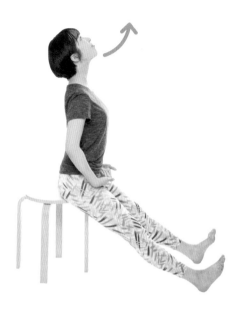

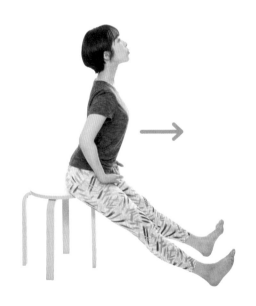

❹ 上体を前へ倒す

上を向いたまま、お腹を突き出すように上体を脚の付け根から前に倒して深呼吸を2回し、10〜20秒キープする。

ここをチェック！

ハムストレッチでは、両脚の裏側がかなりストレッチされます。決して痛いと感じるところまで伸ばさないでください。

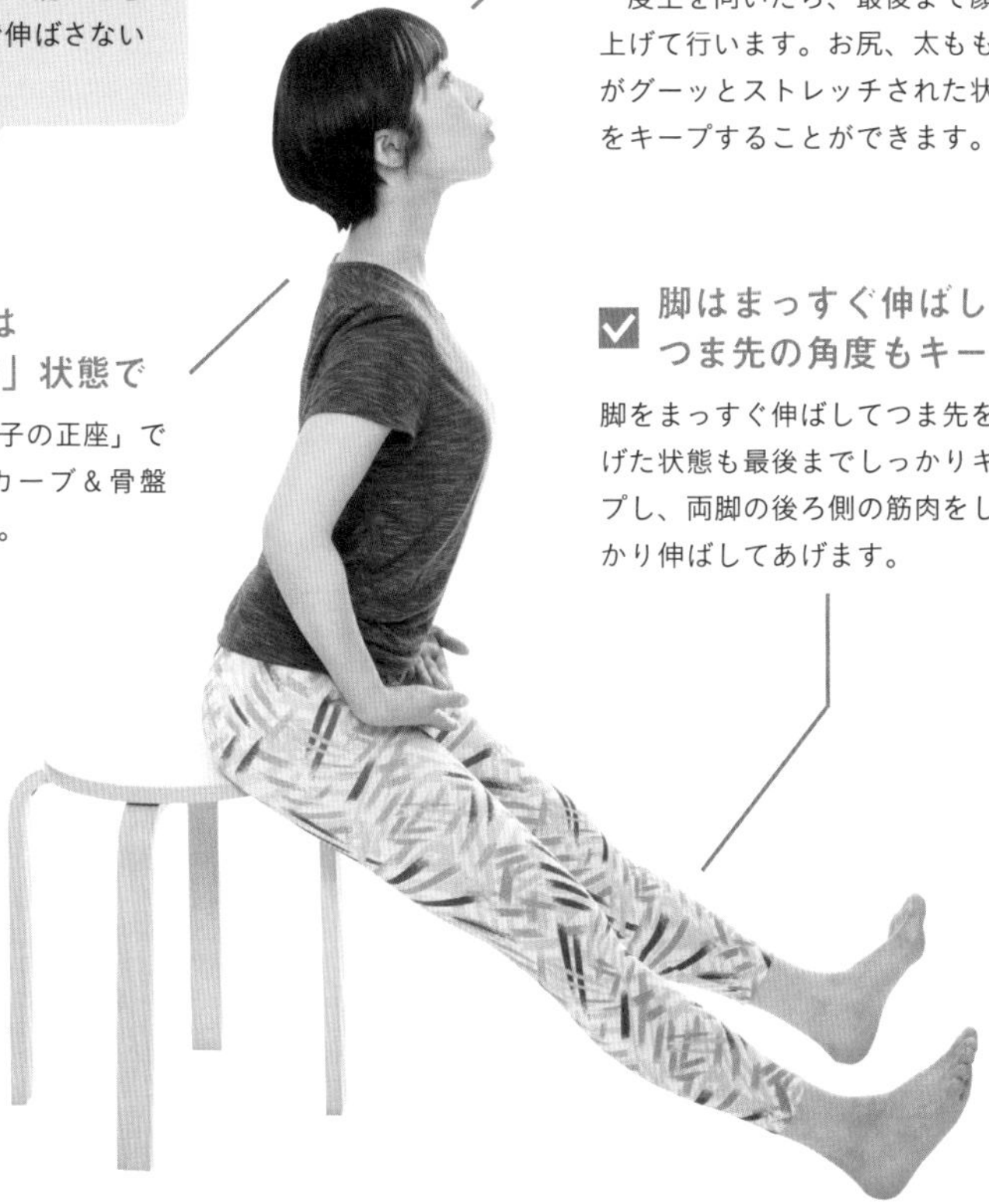

☑ 顔＆視線は上に向けた状態で

一度上を向いたら、最後まで顔は上げて行います。お尻、太もも裏がグーッとストレッチされた状態をキープすることができます。

☑ 背中＆骨盤は「椅子の正座」状態で

背中側も最初に「椅子の正座」で座ったときのS字カーブ＆骨盤起立状態を保ちます。

☑ 脚はまっすぐ伸ばしつま先の角度もキープ

脚をまっすぐ伸ばしてつま先を上げた状態も最後までしっかりキープし、両脚の後ろ側の筋肉をしっかり伸ばしてあげます。

✕ NG例

上体を倒す際に、腰や背中を丸めることがないように注意しましょう。

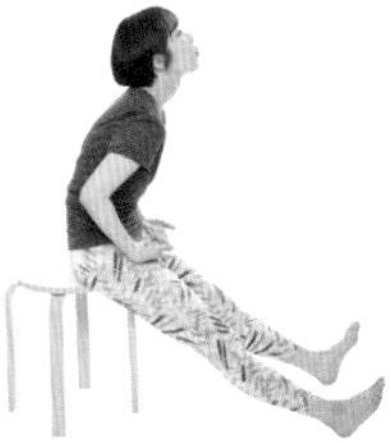

目安

2回1セットを朝・昼・晩

EXERCISE 2

オンオフ体操

骨盤を前後に動かし腸腰筋・大腿直筋を鍛える

骨盤を後ろに倒して座るクセが強い場合、骨盤を立てて座る動作そのものが難しいということがあります。「骨盤って、こんな風に動かせるんだね」と驚いた方がいました。それぐらい、骨盤を立てて座ることに慣れていない人もいるのです。

後ろに倒れようとする骨盤を立てて座る「椅子の正座」には、腸腰筋と大腿直筋にある程度の筋力が必要とされます。「椅子の正座」で座ろうとするだけでも、これらの筋肉を鍛える効果がありますが、「オンオフ体操」によってより積極的に鍛えることができます。またこの体操は、ごく簡単な動作を繰り返しているだけに見えますが、実は骨盤を寝かせる・立てるを反復していることになるので、「椅子の正座」を行う上で必要な〝骨盤を操る〟感覚をつかむのにも効果的です。

HOW TO オンオフ体操

「椅子の正座」をONの姿勢、骨盤を後傾させたOFFの姿勢を繰り返すだけの簡単なエクササイズで、骨盤を動かす感覚を実感。

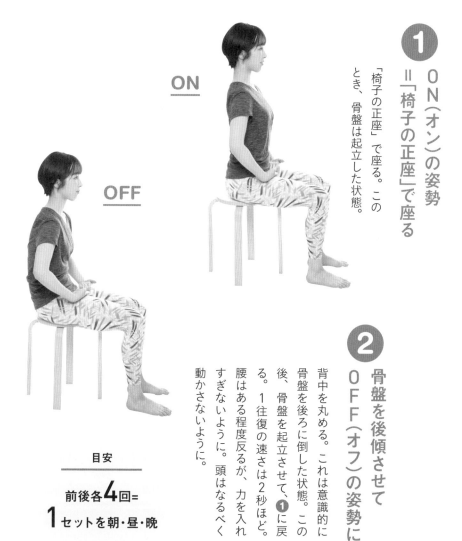

ON

1 ON(オン)の姿勢＝「椅子の正座」で座る

「椅子の正座」で座る。このとき、骨盤は起立した状態。

OFF

2 骨盤を後傾させてOFF(オフ)の姿勢に

背中を丸める。これは意識的に骨盤を後ろに倒した状態。この後、骨盤を起立させて、❶に戻る。1往復の速さは2秒ほど。腰はある程度反るが、力を入れすぎないように。頭はなるべく動かさないように。

目安

前後各4回＝1セットを朝・昼・晩

CHECK

〝肩甲骨の柔軟性〟をチェック！

“肩甲骨”って？

肩の後ろ側にある左右一対の大きな骨が肩甲骨です。肩甲骨は上半身のさまざまな筋肉とつながっており、主に腕を動かすさまざまな日常動作を支えています。

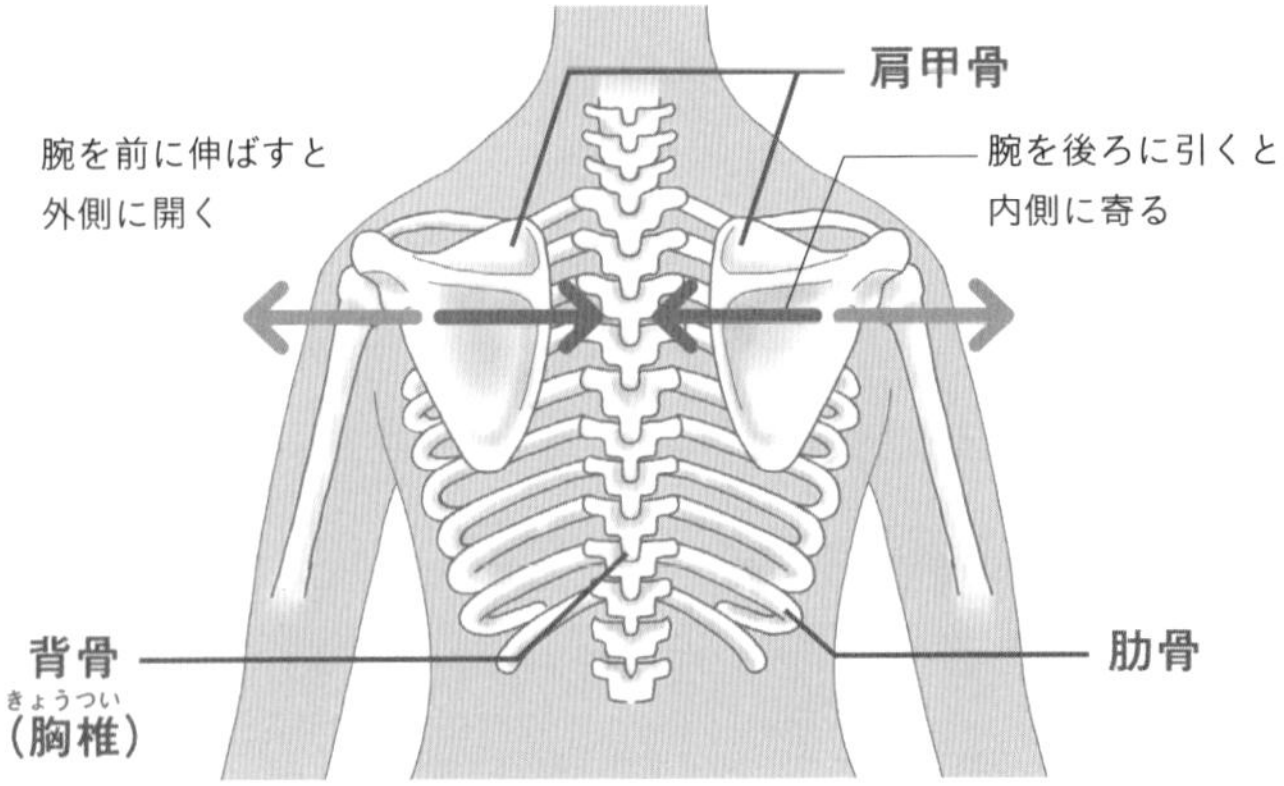

肩甲骨
腕を前に伸ばすと外側に開く
腕を後ろに引くと内側に寄る
背骨（胸椎《きょうつい》）
肋骨

背中を丸め続けると肩甲骨が外側に広がる

背中を丸めているときには、肩も丸まっています。この姿勢をとり続けると、肩甲骨は外側に広がり、肩が前側にくるクセがついて正しい姿勢がとりづらくなります。肩甲骨の動きが鈍ると腕は動かしづらくなり、肩こりや四十肩・五十肩の原因にも。ふだんから意識して肩甲骨を動かすように心がけましょう。

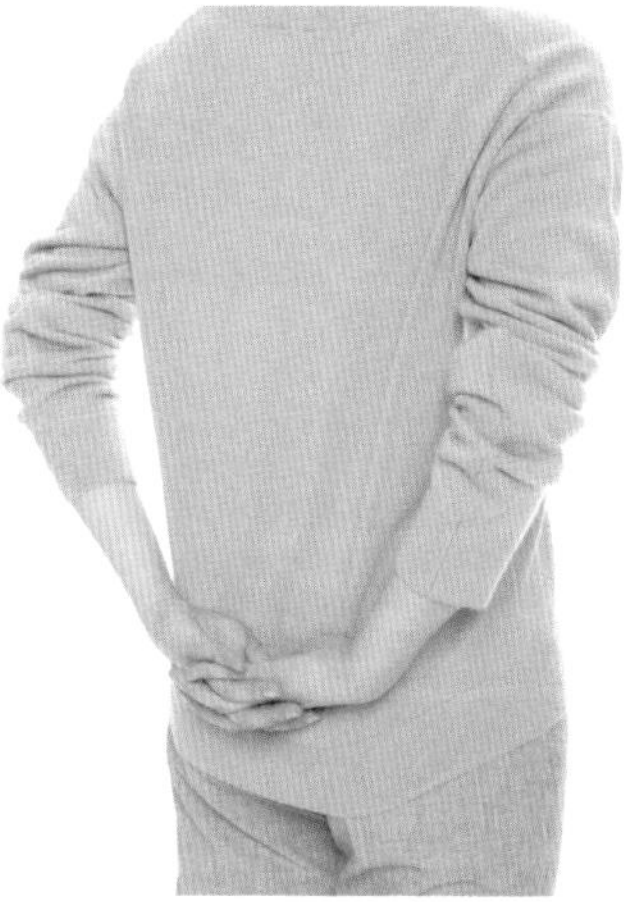

STEP ① 背後で手のひらを上に軽く手を組む

手のひらを上にして手を背後で組んでみてください。ほとんどの方ができると思いますが、できない場合はかなり肩甲骨の柔軟性が失われている疑いがあります。

STEP ② 手を組んだままヒジを伸ばしてみる

手のひらを上にして指を組んだまま、ヒジを伸ばしてみてください。これも多くの方ができると思いますが、肩甲骨の動きが鈍っていると少しやりづらいことがあります。

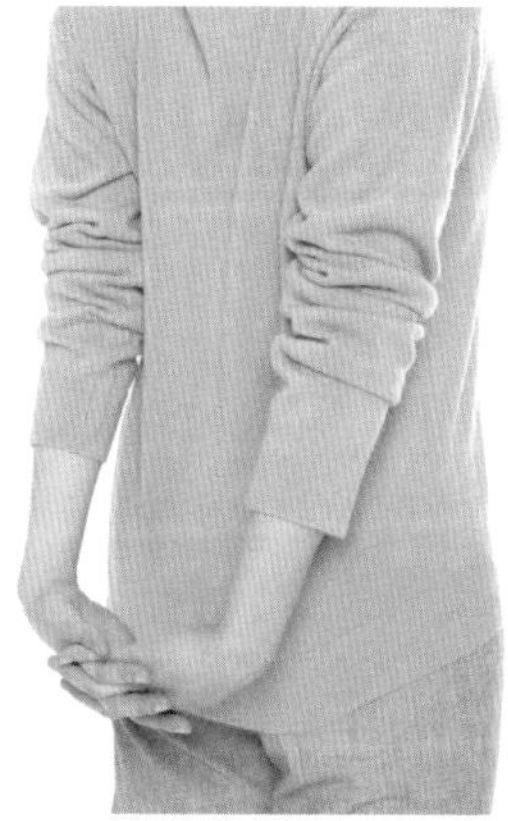

STEP ③ ヒジを伸ばしたまま手のひらを返す

ヒジを伸ばしたまま、小指が上を通るように手のひらを返します。肩が前にくるようだと返し方が逆です。この段階だとできない方が増えてきます。肩甲骨の柔軟性をアップさせるには、「MAX 腕回し」（P104）が有効です。

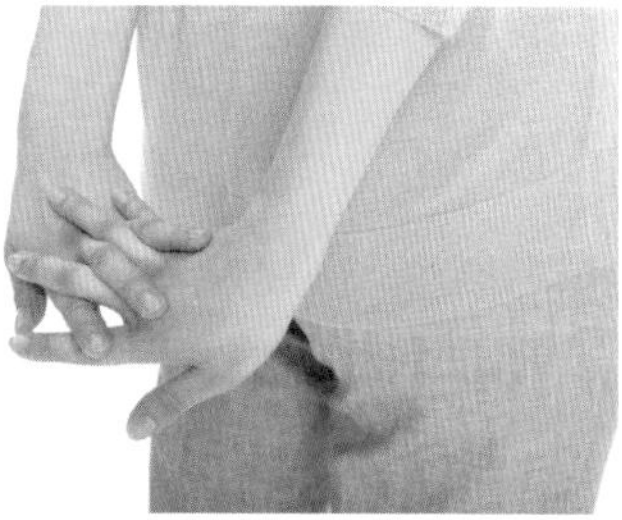

EXERCISE 3

バランス体操

腸腰筋と腹斜筋《ふくしゃきん》を鍛えて骨盤と背骨の左右バランスを整える

人には利き腕や利き脚があり、知らず知らずのうちに体の左右バランスは崩れてしまいます。避けがたい左右バランスの崩れをリセットできるのが、この体操。揃っていない用紙をテーブルの上でトントンと揃えるようなイメージで行ってください。

バランス体操は、オンオフ体操同様、骨盤を操る感覚を養うことができます。腸腰筋と腹斜筋という脇腹の筋肉、さらには腹筋も鍛えられるので、ウエストのくびれを作る効果も期待できます。

最初は体が傾いたり、かかとが持ち上がったりするかもしれませんが、全く問題ありません。徐々に体を傾けずにできるようになればＯＫです。

HOW TO バランス体操

崩れがちな体の左右バランスをリセットできるバランス体操。
お尻だけを左右にキュッと持ち上げるようにするのがコツです。

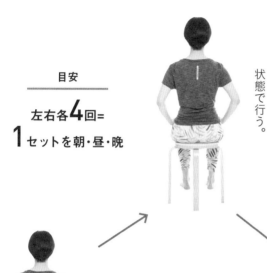

目安

左右各4回＝1セットを朝・昼・晩

1 「椅子の正座」で座る

「椅子の正座」で座り、腰がゆるやかに反った状態で行う。

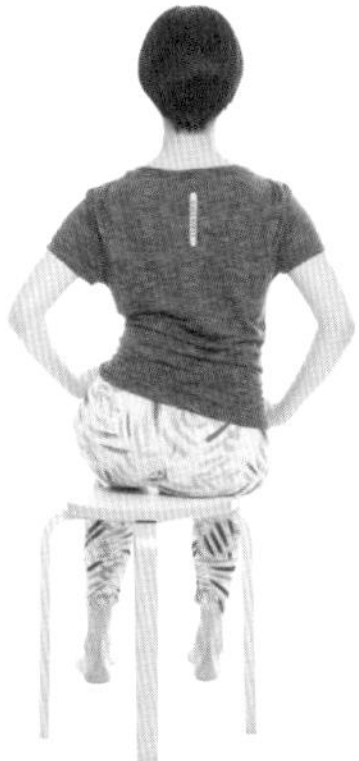

2 片側のお尻を持ち上げる

骨盤を動かして片側のお尻を持ち上げる。はじめのうちは、上体が左右に動いてもOK。

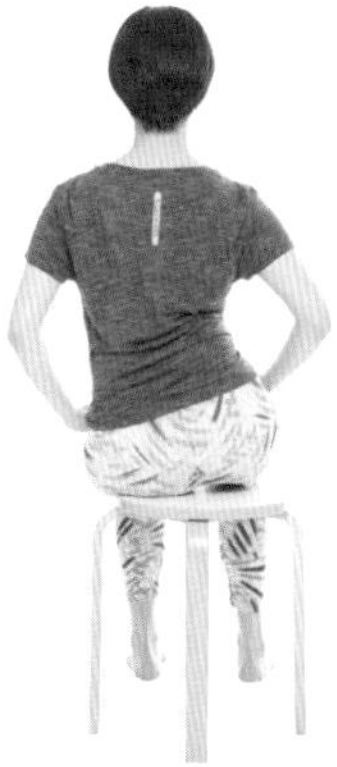

3 逆側のお尻を持ち上げる

逆側のお尻も同様に持ち上げる。❶→❷の速さは2秒ほど。

✕ NG例

かかとが上がっている例。慣れてきたら、脚の力は使わないようにします。頭もなるべく動かさないようにしましょう。

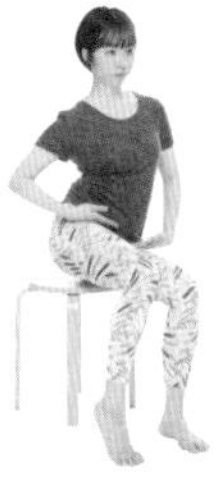

EXERCISE 4

正座ステップ

座ったままでできるウォーキング

正座ステップでトレーニングできる腸腰筋・大腿直筋は、歩く・走るといった動作に不可欠な脚を上げる筋肉です。この筋肉は、座っているときには骨盤を立ててくれる働きをします。

重要なのは、必ず「椅子の正座」で行うこと。お腹の側にゆるやかに反ったS字カーブを保たず、骨盤を立てた状態で行わない、つまり背中を丸めたまま行うと効果がないだけでなく、腰に負担をかけてしまうので注意してください。「椅子の正座」を身につける前に行う場合は、83ページで紹介した「引き座」で行ってみてください。このエクササイズでも、骨盤を操っている感覚を感じることができるはずです。

HOW TO 正座ステップ

座ったままでウォーキングと同じ効果を期待できる正座ステップ。
脚を上げる筋肉を鍛え、骨盤も起立させやすくなります。

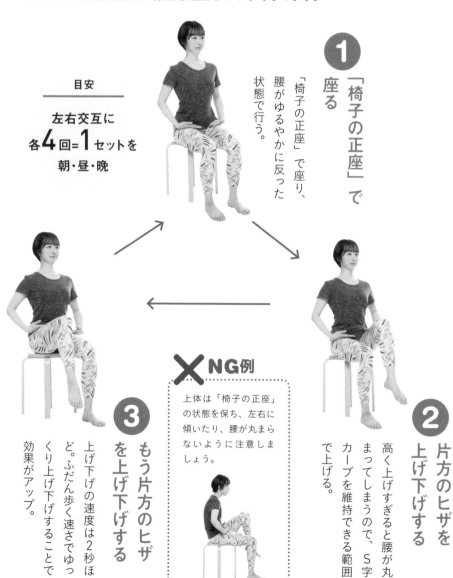

目安

左右交互に
各4回=1セットを
朝・昼・晩

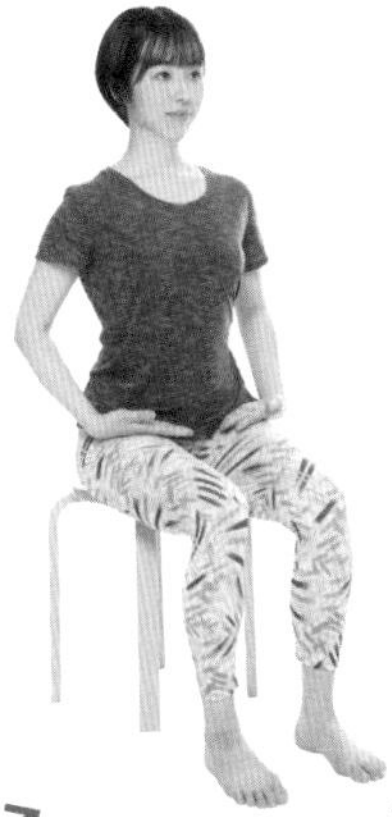

1 「椅子の正座」で座る

「椅子の正座」で座り、腰がゆるやかに反った状態で行う。

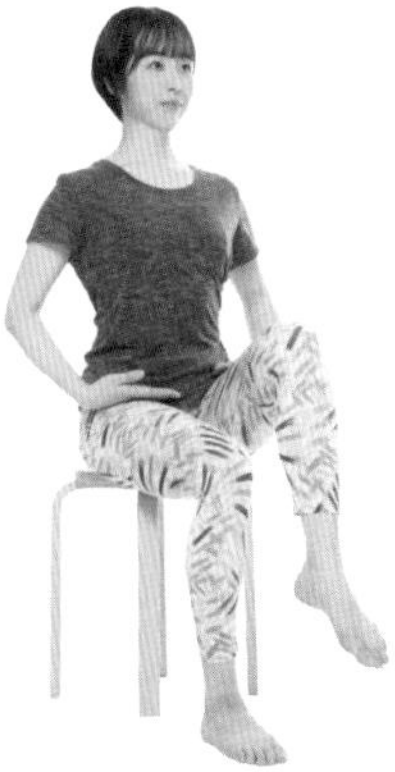

2 片方のヒザを上げ下げする

高く上げすぎると腰が丸まってしまうので、S字カーブを維持できる範囲で上げる。

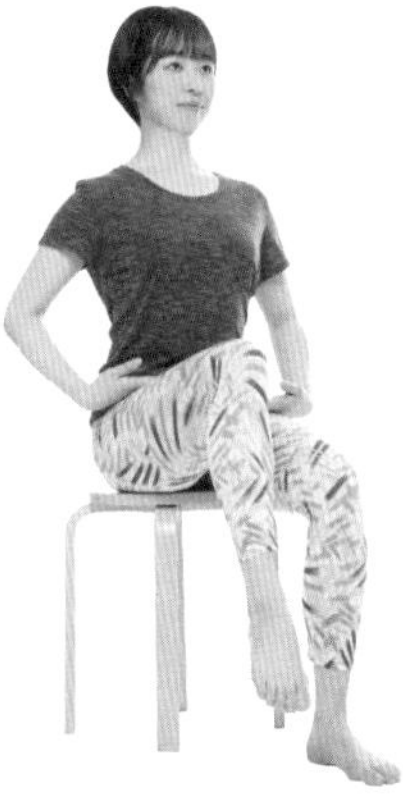

3 もう片方のヒザを上げ下げする

上げ下げの速度は2秒ほど。ふだん歩く速さでゆっくり上げ下げすることで効果がアップ。

NG例

上体は「椅子の正座」の状態を保ち、左右に傾いたり、腰が丸まらないように注意しましょう。

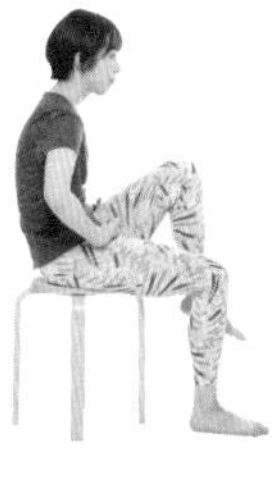

EXERCISE
5

キャットストレッチ

◦丸まった背中を裏返す！　日本の新しい背伸び

人は生活の中で、下を向かざるを得ない生き物です。読書、スマホや携帯電話の操作、デスクワーク、家事……ほとんどの動作は体の前側で行います。考えてみれば、一日の多くの時間、下を向いて過ごしているといえるのではないでしょうか。その分、背骨はどうしても丸まりがちになり、放っておくと猫背に、さらにはいわゆる〝腰の曲がったおばあちゃん〟状態につながりかねません。腰といいますが、背中で弯曲が起きている方も多いのです。

丸まったポスターをまっすぐにするために裏返して丸めるように、丸まりグセのついた背中をリセットできるのがキャットストレッチです。〝歳を感じさせる背中〟にならないためにも、ぜひ取り組んでみてください。

HOW TO キャットレッチ

猫背矯正のストレッチとしても効果的なのが、キャットレッチ。
首を痛めかねませんので、しっかり肩を引いて行うのがポイントです。

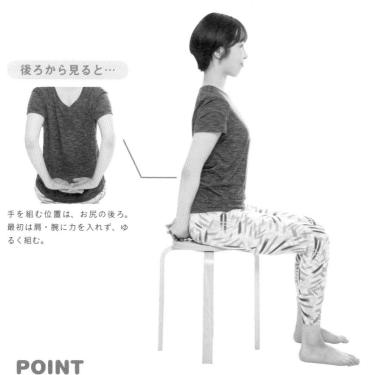

後ろから見ると…

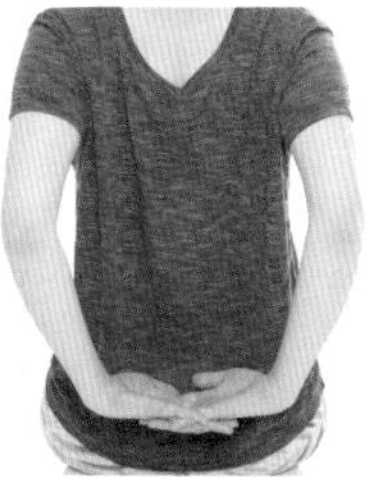

手を組む位置は、お尻の後ろ。最初は肩・腕に力を入れず、ゆるく組む。

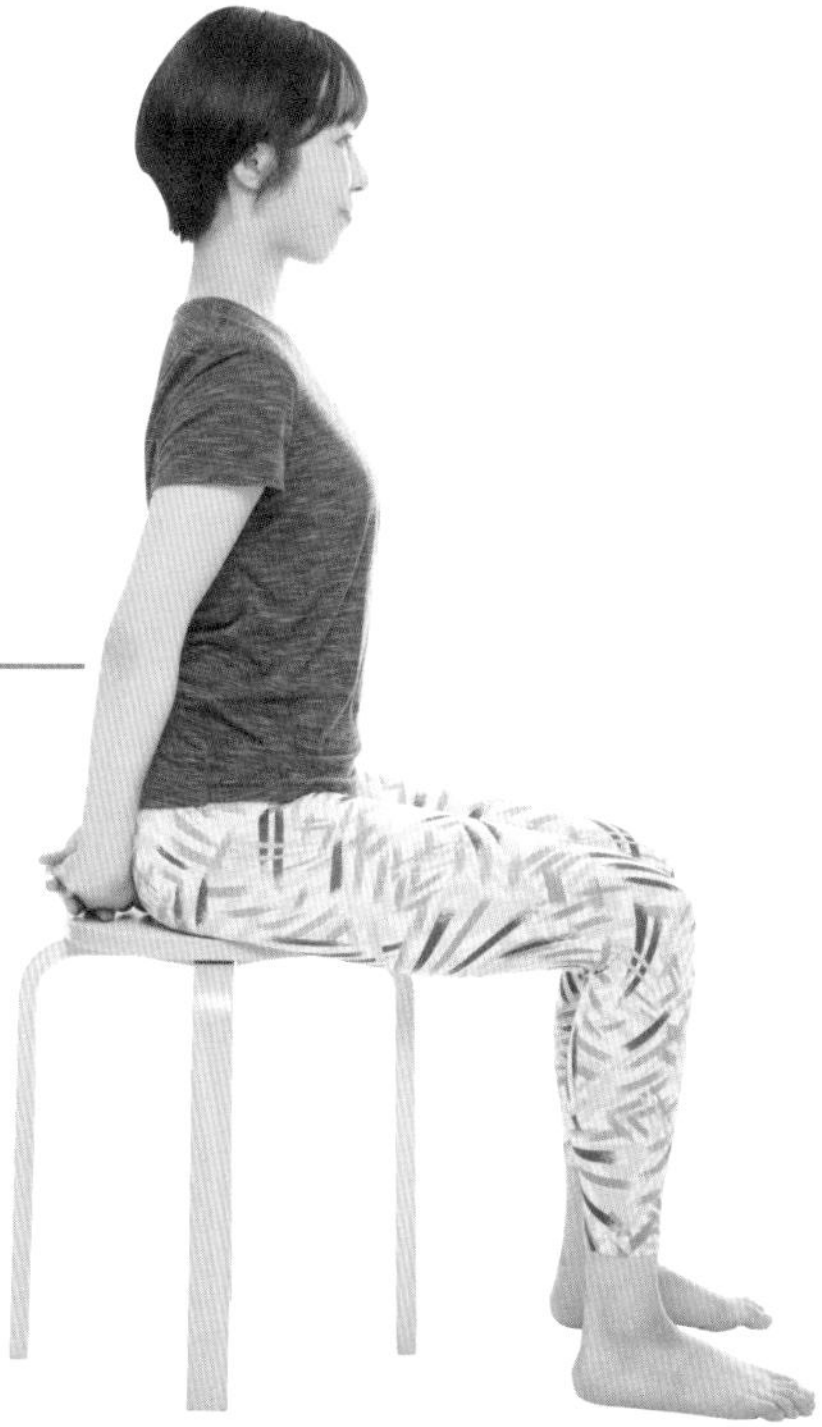

1 座って背中の後ろで手を組む

「椅子の正座」で座り、お尻の後ろで手のひらを上向きにして手を組む。

POINT

手は、手のひらを上に向けて組みます。ガッチリ組めなくても、軽く組めていればOK。

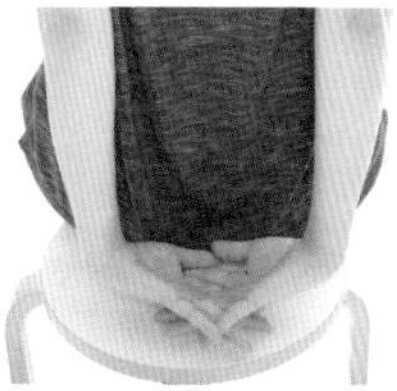

2 息を吐きながらしっかり肩を引く

鼻から息を吸い、口から細く吐きながら、胸を開くようなイメージで肩をめいっぱい引く。

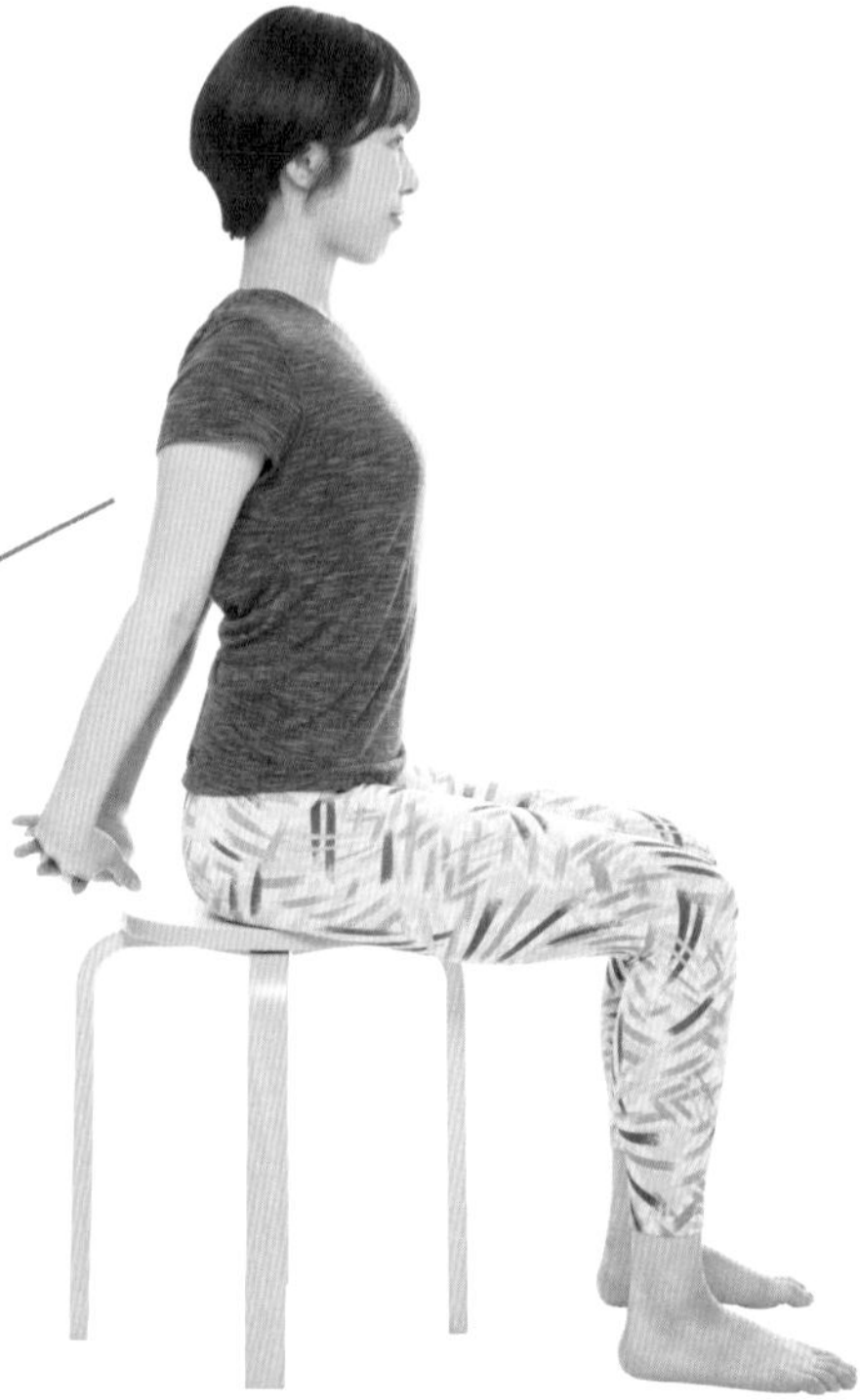

POINT

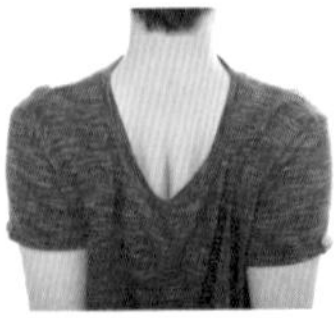

肩をしっかり引き、背中にたくさん縦ジワができるぐらいまで肩甲骨を寄せます。

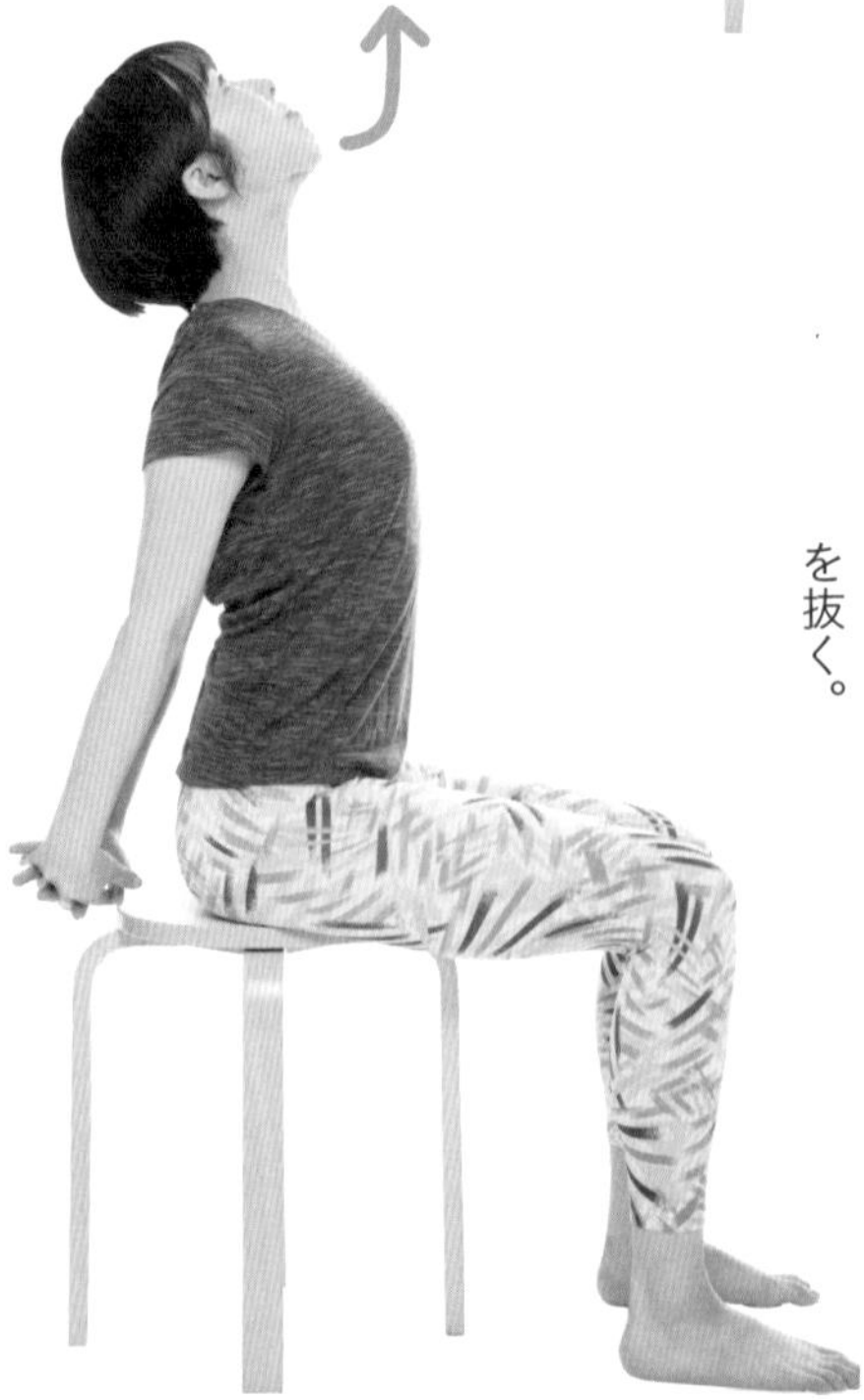

3 頭を後ろに倒す

そのまま頭を後ろに倒し、3秒キープしたら肩の力を抜く。

ここをチェック！

大切なのは、肩をしっかりと引くこと。肩が引けていないと、首を痛める原因となるので注意しましょう。

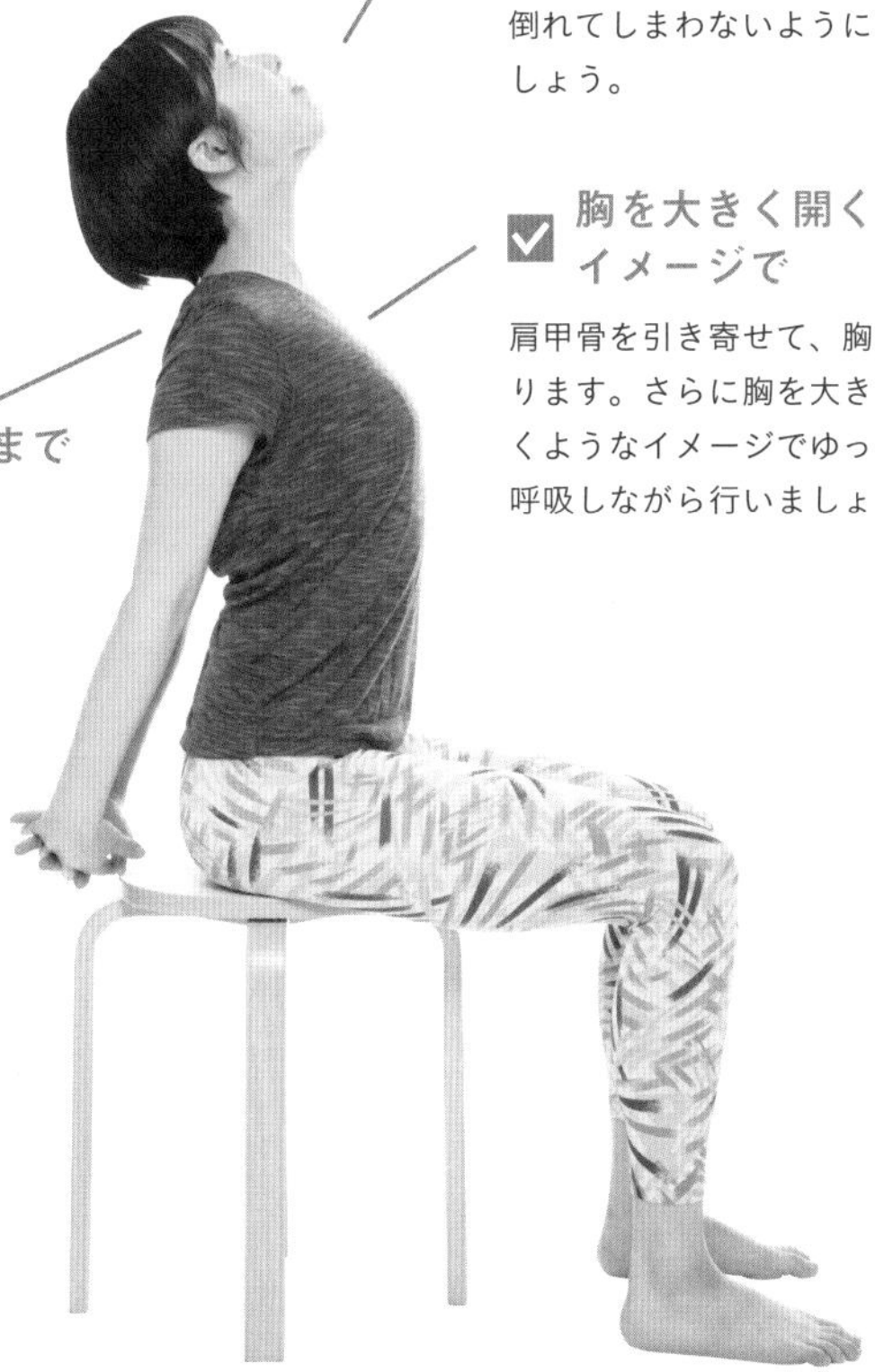

頭は軽く後ろに倒す

あごを上げて頭は後ろに軽く倒します。上体全体が後ろに倒れてしまわないようにしましょう。

胸を大きく開くイメージで

肩甲骨を引き寄せて、胸を張ります。さらに胸を大きく開くようなイメージでゆっくり呼吸しながら行いましょう。

これ以上できないところまで肩をしっかりと引く

肩甲骨の間でレモンをギューッと搾るようなイメージで肩を引きます。肩が上がらないように、やや下方向に肩甲骨を引き寄せます。

目安

こまめに
1日20回

✕NG例

胸を張りますが、腰が反りすぎないように！ストレッチしたい肩甲骨回りへの効果が落ちてしまいます。

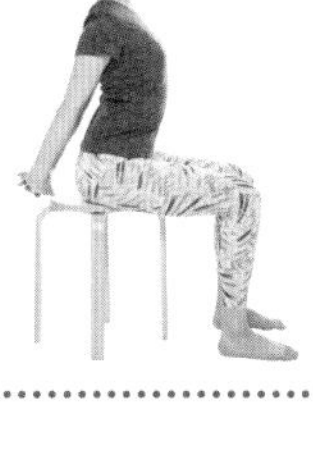

背中は丸めず、肩は必ずしっかりと引いてください。肩を引けていないと首に負担がかかるので注意しましょう。

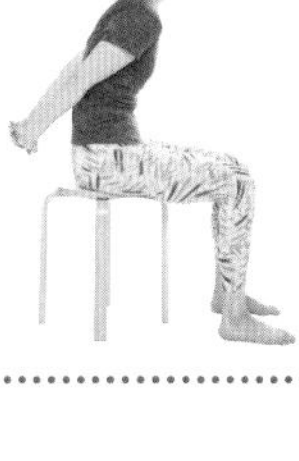

EXERCISE 6

MAX腕回し

肩・胸・肩甲骨のストレッチ

先ほど述べた通り、人は下を向いて過ごす時間が多く、背中は丸まりがちです。さらに、肩を大きく動かす動作も少ないため、肩の関節が硬くなっていきます。例えば、背中を掻こうとしたら、以前は届いていたはずなのに届かなかった、あるいは肩などに痛みまで感じる、という人が結構多くいらっしゃいます。それは、肩周りの関節や筋肉が硬くなっている証拠。MAX腕回しは、腕をMAX（最大）に大きく回して肩の関節の動きをよくし、筋肉をストレッチする効果があります。

ふだんから肩の動きをよくしておくことで、五十肩をはじめとした肩の痛みの予防にもなります。キャットレッチと合わせて行うことで、肩や背中のこりに絶大な効果がありますから、ぜひこまめに行うようにしてください。

HOW TO　MAX腕回し

誰かに指先を引っ張られているようなイメージで、
とにかく腕を遠くに伸ばす！　肩・背中のこり、巻き肩にも効果的です。

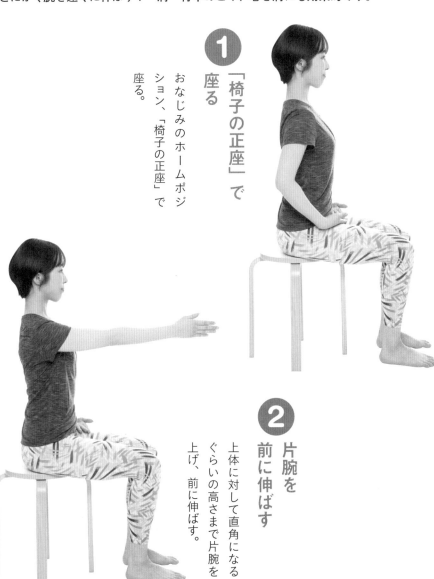

1　「椅子の正座」で座る

おなじみのホームポジション、「椅子の正座」で座る。

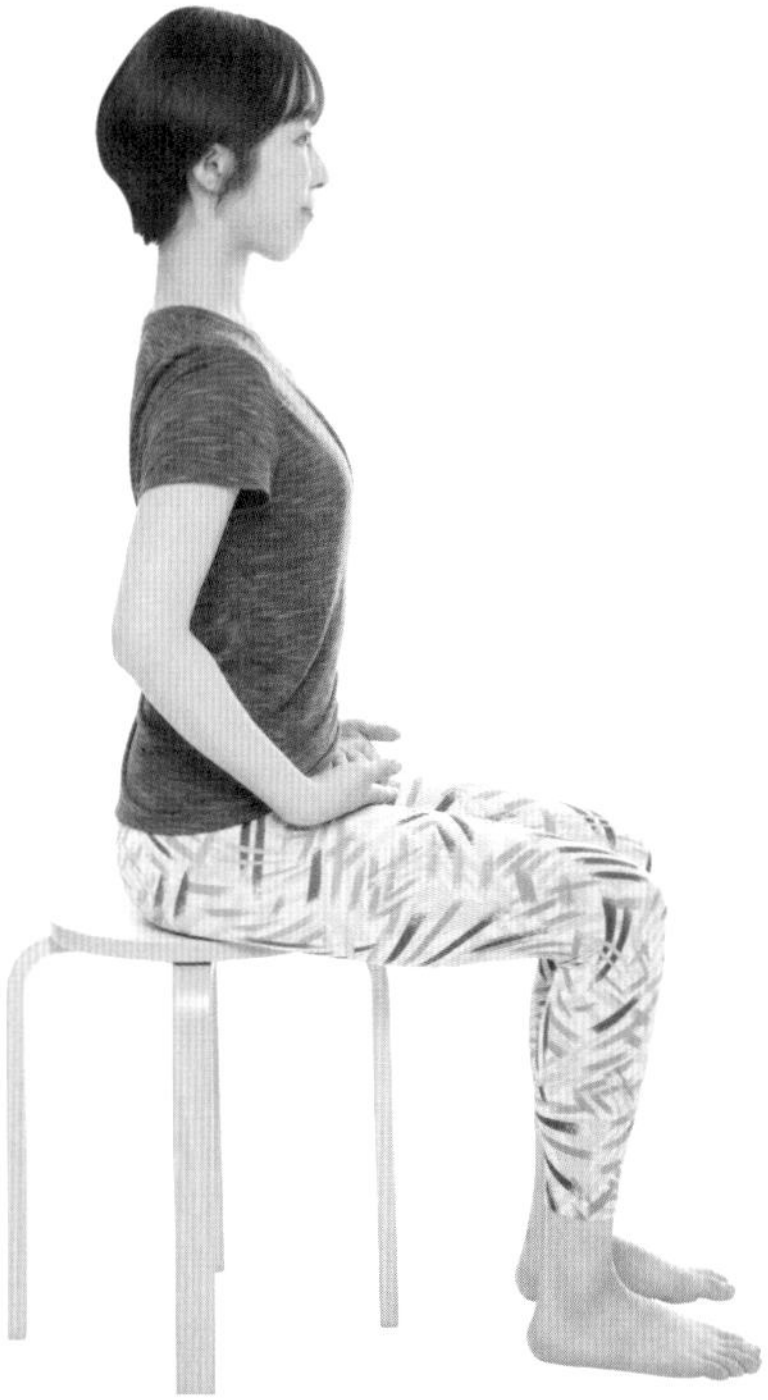

2　片腕を前に伸ばす

上体に対して直角になるぐらいの高さまで片腕を上げ、前に伸ばす。

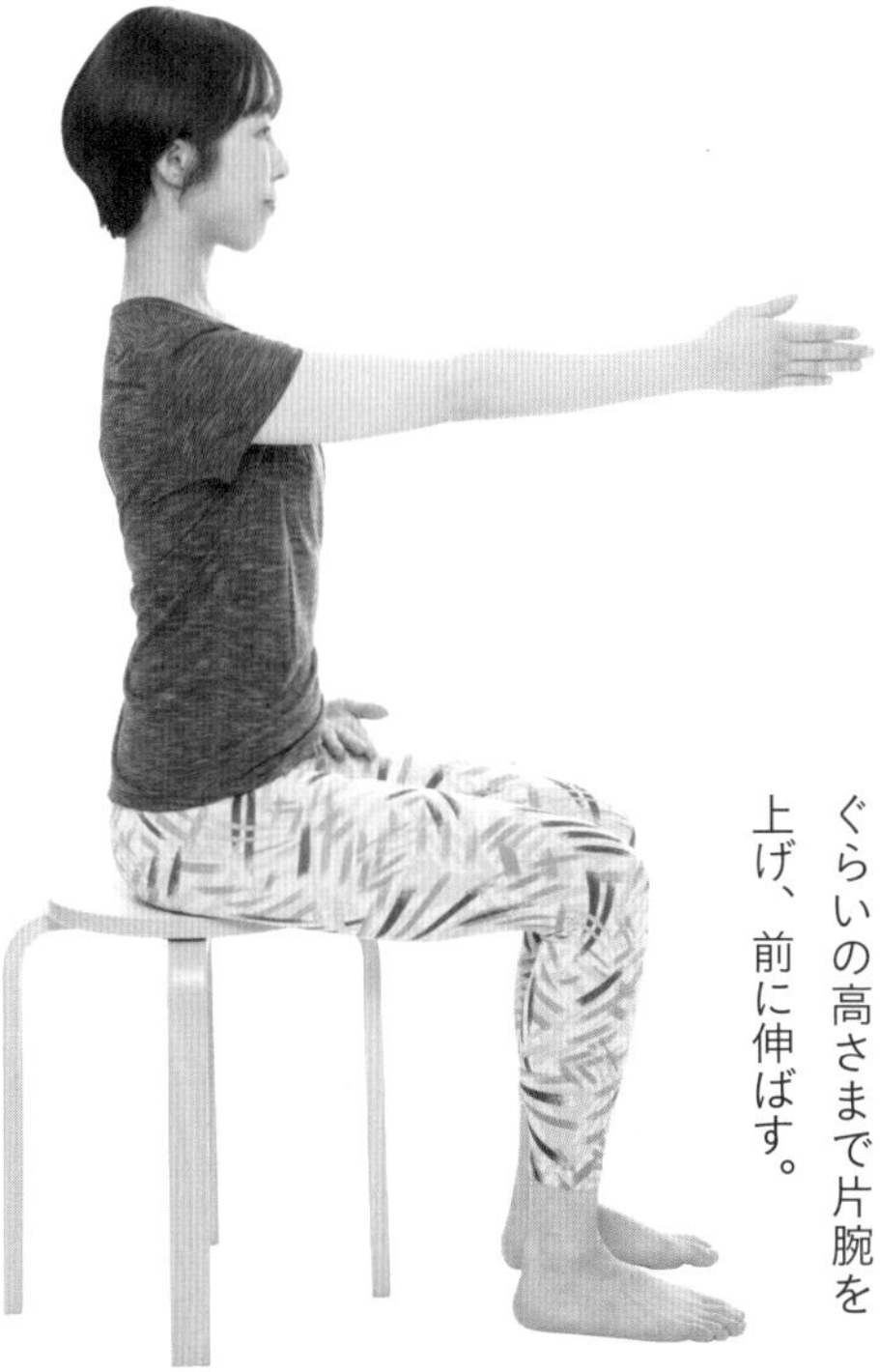

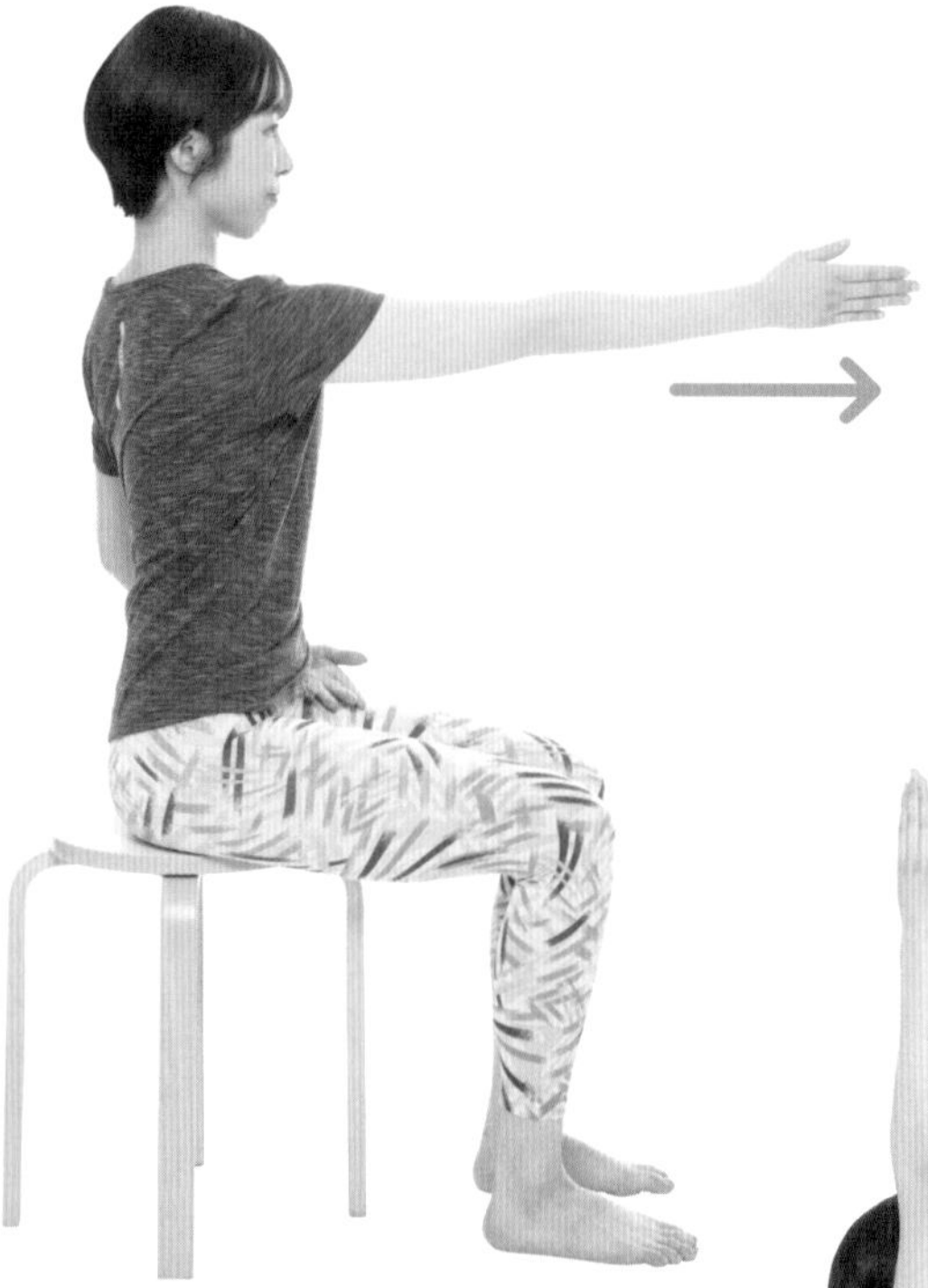

3 腕をさらに前に伸ばす

上体を前に倒さないように「椅子の正座」の状態をキープしながら、腕をさらに前に伸ばす。

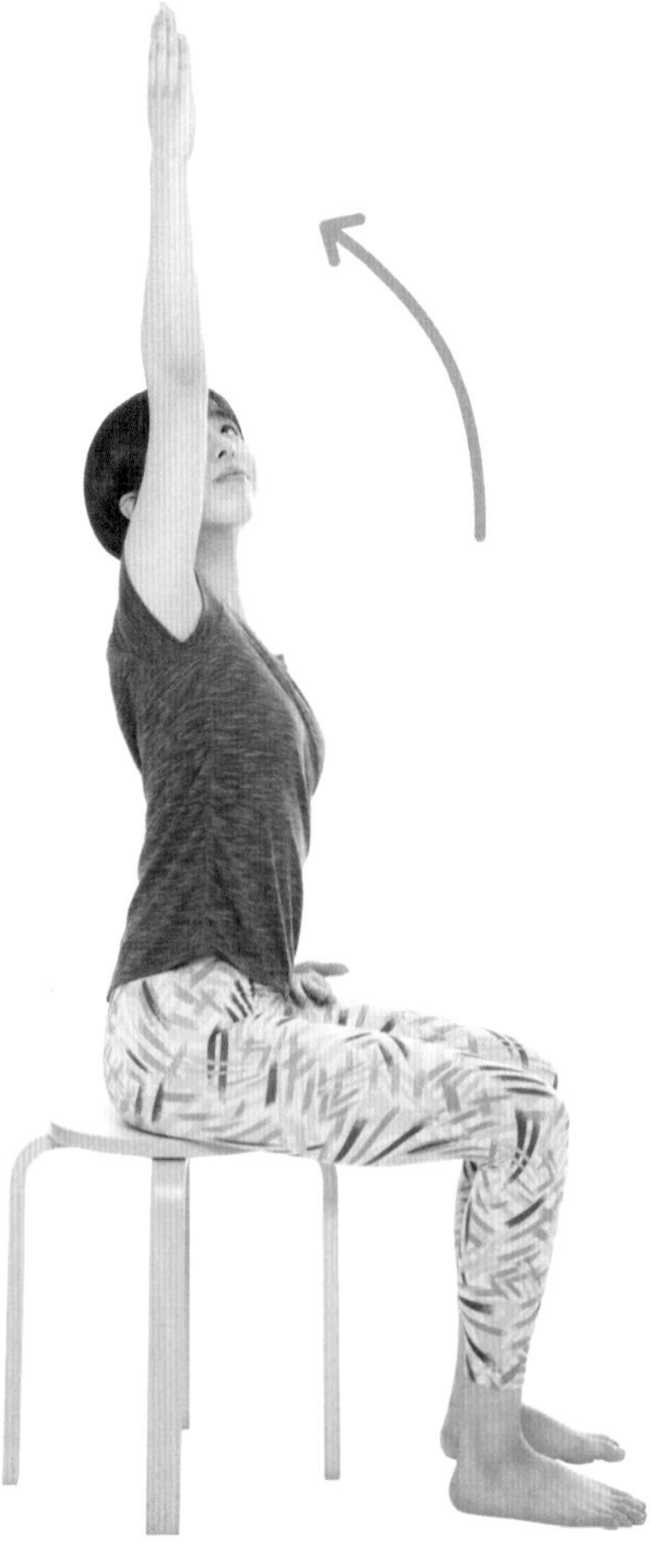

POINT

誰かに指先をつかんで引っ張られているようなイメージで腕を伸ばし、できるだけ大きく回しましょう。

4 腕を前から後ろに回す

ずっと指先を引っ張られているような気持ちで、腕を後ろに回す。視線は指先を追う。

5 背中側まで腕を回す

指先を目で追い続けたまま、腕を後ろに大きく回す。できる限り大きな弧を描くように。

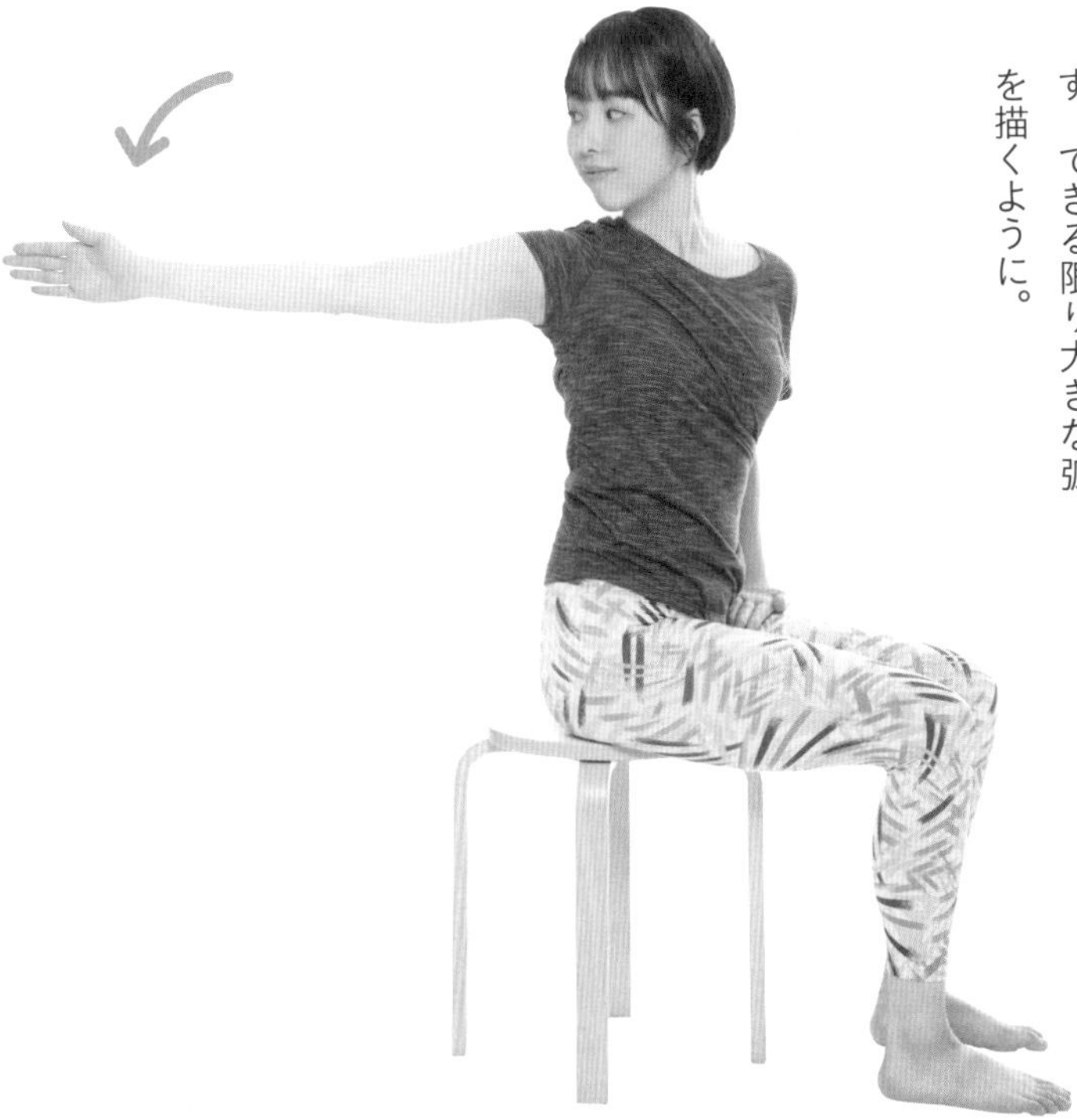

目安

左右2回=1セットを朝・昼・晩

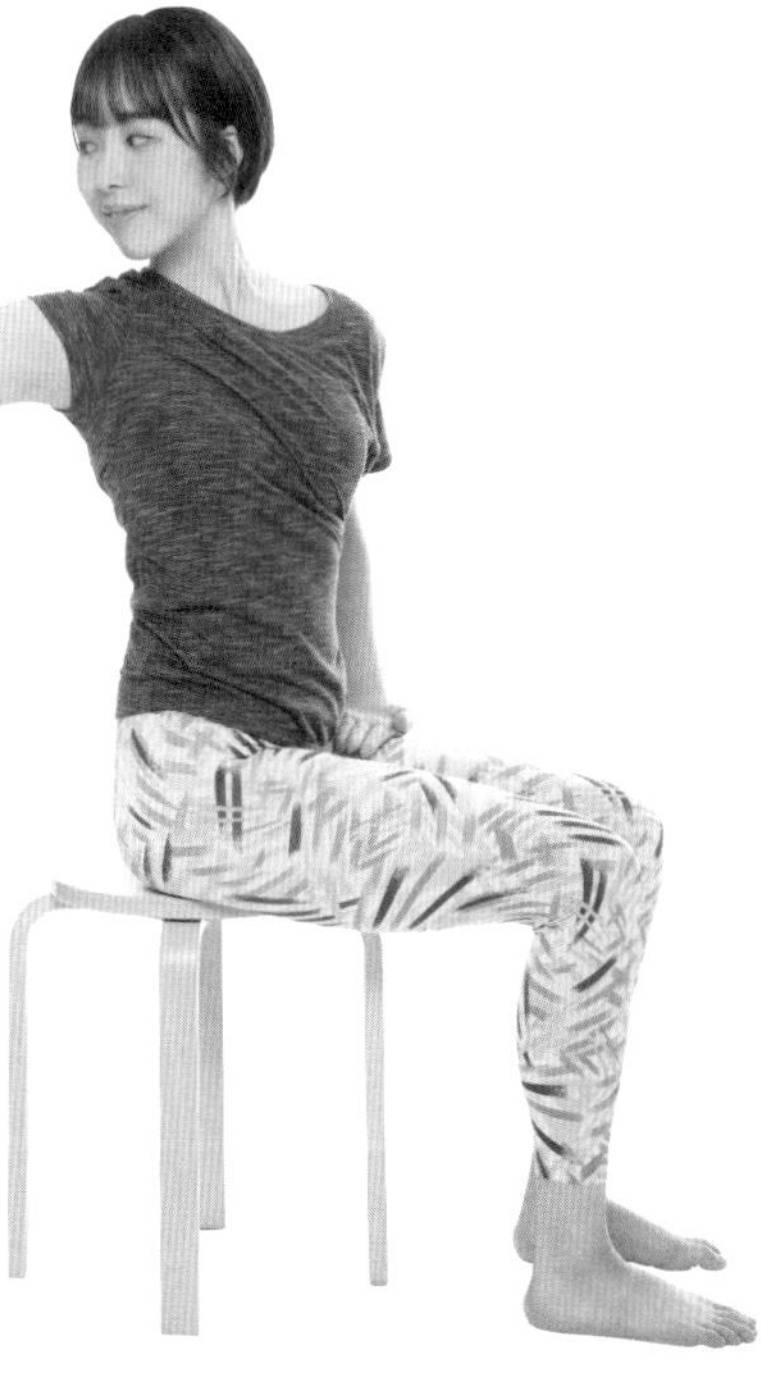

6 真後ろで腕をさらに引く

腕を体の真後ろまで回したら、いったん止めてさらにダメ押しでグッと後ろに強く引く。上体が後ろに倒れないように。手を脚の付け根に戻し、逆腕も同様に行う。

2
猫背矯正

健康の大敵！〝猫背〟を改善しよう

体に負担をかけるだけ！ 百害あって一利なしの猫背

いわゆる悪い姿勢の代表格とされている姿勢といえば、多くの方が猫背を思い浮かべるでしょう。実際、猫背は百害あって一利なしの姿勢です。

猫背は、背骨の土台である骨盤の上に、背骨という体の軸をまっすぐ保つことができないために起こります。ラクだと思ってつい背中を丸めてしまう人が多いですが、実はかえって体に負担をかけており、その姿勢が定着して猫背になってしまえば、ますます負担が大きくなって、さらには体の不調まで引き起こすのです。

猫背になると、骨盤が後ろに倒れた状態が定着し、正しい姿勢がとりづらくなります。さらに上半身を動かす要である肩甲骨が開いて肩は前側に丸まり、さらに体の大黒柱である背骨がゆがみ、理想的なS字カーブも崩れてしまうのです。

骨盤から上の背骨は、積み木のようなものです。まっすぐひとつひとつ重ねるように骨を重ねていくのが理想です。しかし、背骨が積み木なら崩れてしまうような状態の猫背の場合、骨は体の重みを支えることができず、筋力がカバーします。大きな負担がかかったままの筋肉がついに出したSOSサインが、肩こりや腰痛なのです。

猫背とひと口にいっても、実は丸まりが強く起きている体の箇所により、いくつかのタイプに分けられます。わかりやすいのは、頭が前に突き出てしまう「首猫背」、背中の真ん中が丸まる「背中猫背」。このほか、一見するとさほど猫背に見えないものの、腰が反ってお腹が突き出ている「腹猫背」、お尻がポコッと後ろに突き出した「尻猫背」があります。しかし、どのタイプにも共通しているのが、体に負担をかける姿勢であるということです。

猫背を改善するには、体をまっすぐ立てるために必要なバランス感覚と筋力を備える必要があります。ここまでにご紹介してきた、主に骨盤を正しく立てるための「椅子の正座」を中心とするエクササイズも猫背矯正に有効ですが、この後ご紹介するエクササイズを追加して行うことで、猫背を重点的に矯正していきましょう。

CHECK

あなたは何猫背？

ゆがみの起こる箇所で変わる猫背タイプ

「猫背だね」と言われて嬉しい人はまずいないと思いますが、指摘されて自覚できれば儲けものです。しかし、実際にはあまり人から指摘されるということはありません。本書を手にとった方は、少なからずご自分の姿勢を見直そうという意欲をお持ちだと思いますが、自分が猫背かどうかはよくわからない、という方もおられるでしょう。

人によってラクだと感じる（実は体に負担となる）姿勢は違いますし、生活習慣も人それぞれです。そうした違いからゆがみの生じ方も変わってきますから、猫背の場合も丸まりが強く出る箇所によって大きく4つのタイプに分けられます。一人がなる猫背は1種類とは限らず、座っているときは背中が丸まっているのに、立つとお尻がポコッと出るといった複合型の方もいるのです。

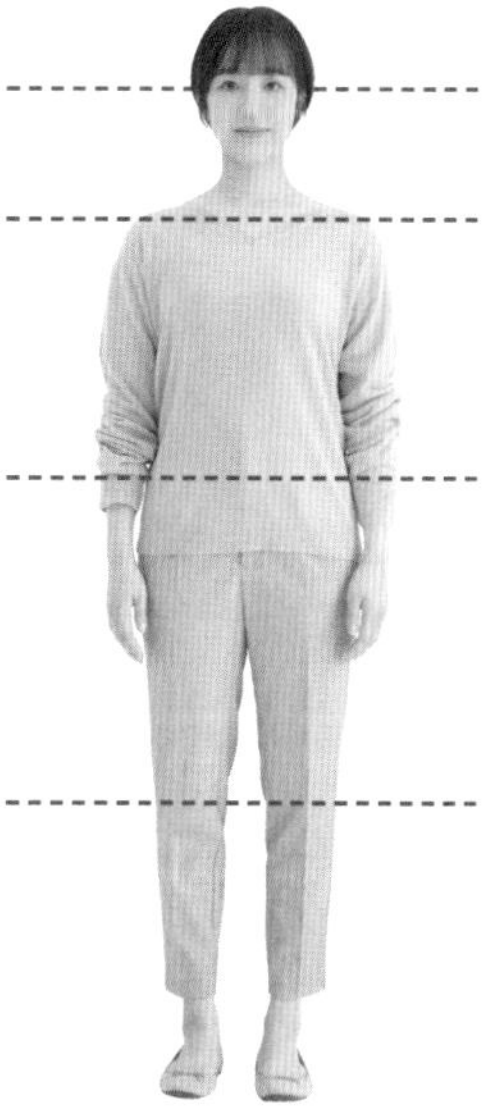

正面からチェック！

全身が映る姿見などの前に自然に立ち、正面から自分の姿勢を確認します。左右の耳・肩・腰骨・ヒザの高さを見比べてみてください。どこかにずれがある場合、背骨や骨盤に左右のゆがみが生じている可能性がります。

まずは猫背かどうかをチェック！

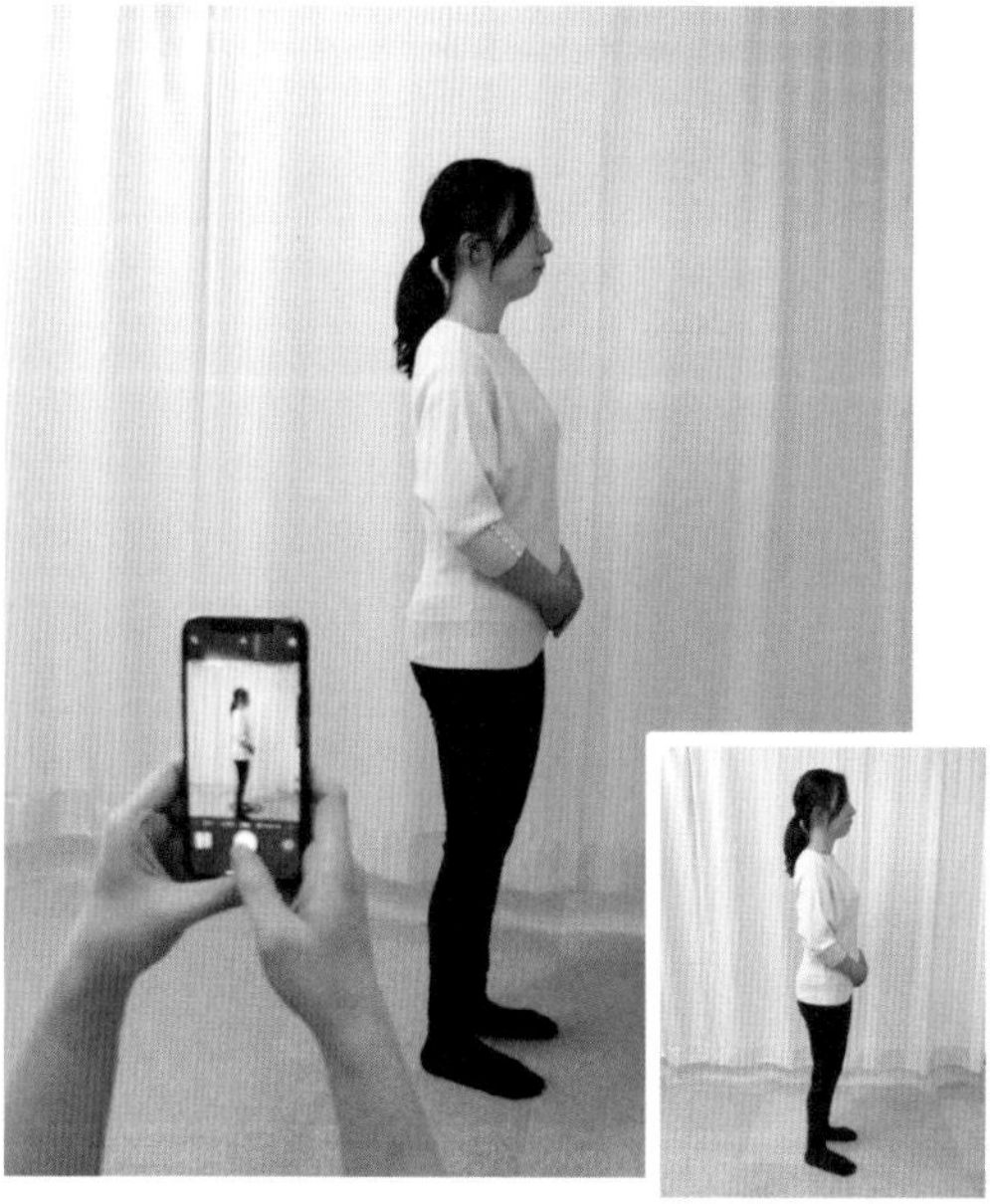

写真を撮ってチェック！

自分が猫背かどうかを確認する一番わかりやすい方法は、真横から写真を撮ることです。自分にとって自然な状態で立って撮影し、次のページで紹介する４つの猫背タイプの写真と見比べ、自分が猫背なのかどうか、猫背だとしたらどのタイプか確認してみてください。

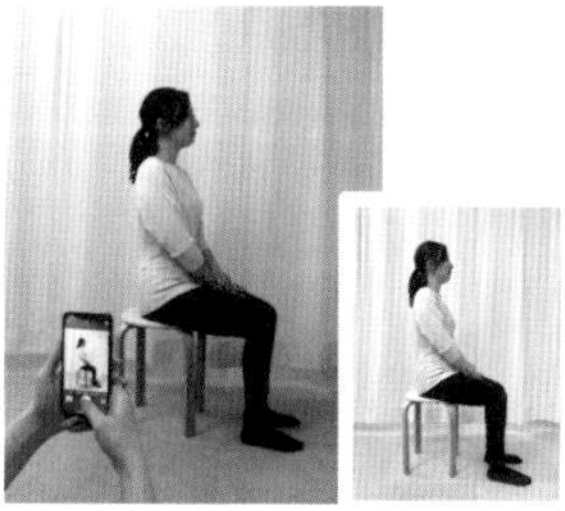

首猫背・背中猫背は、座った状態で撮影すると判別しやすくなります。

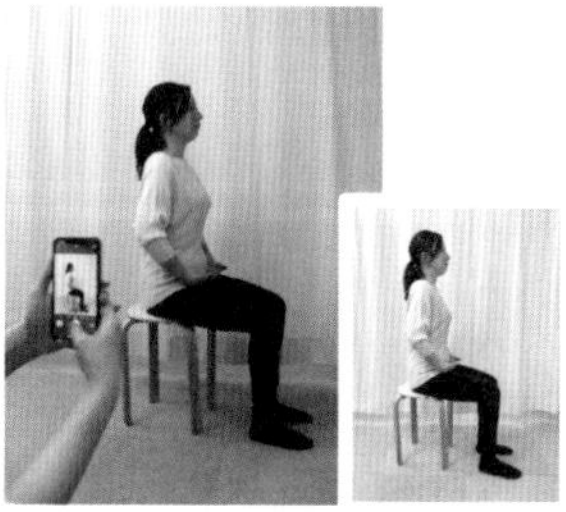

撮影すると、「椅子の姿勢」を正しく行えているかも確認しやすいのでおすすめです。

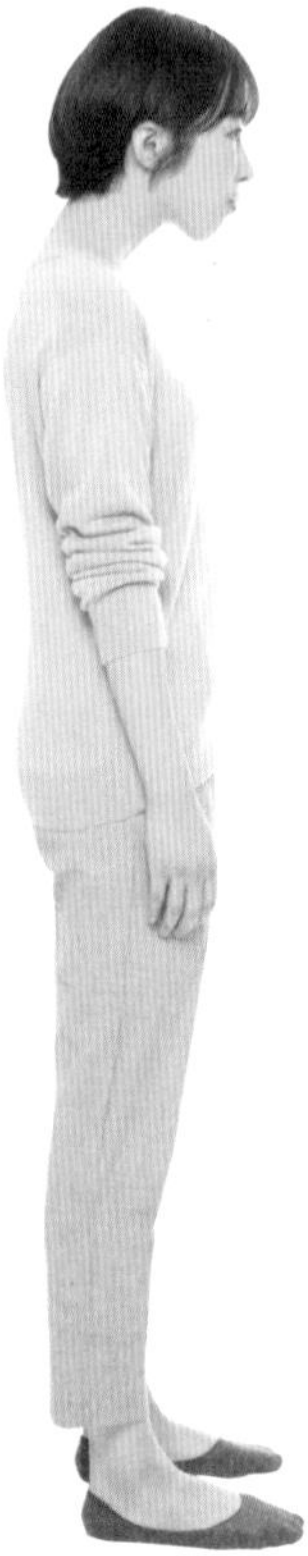

首が前に倒れ、頭は前に突き出たように見える。首はもちろん、肩や背中への負担も大。

首猫背TYPE

「スマホ首」などといわれるように、スマホや携帯電話での操作が日常化することで増えているのが、頭が前に突き出て見える「首猫背」タイプです。

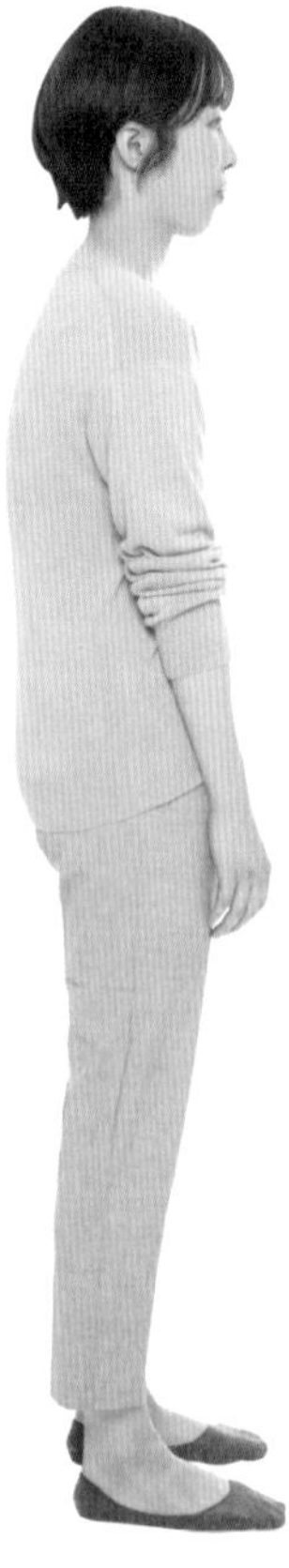

人によって丸まる場所が多少異なるが、おおよそ背中の真ん中あたりが丸まっている。

背中猫背TYPE

背中の真ん中あたりが丸まっているのが「背中猫背」。いわゆる猫背といえばこのタイプで、丸まりの頂点を中心に、背中全体に負担がかかっています。

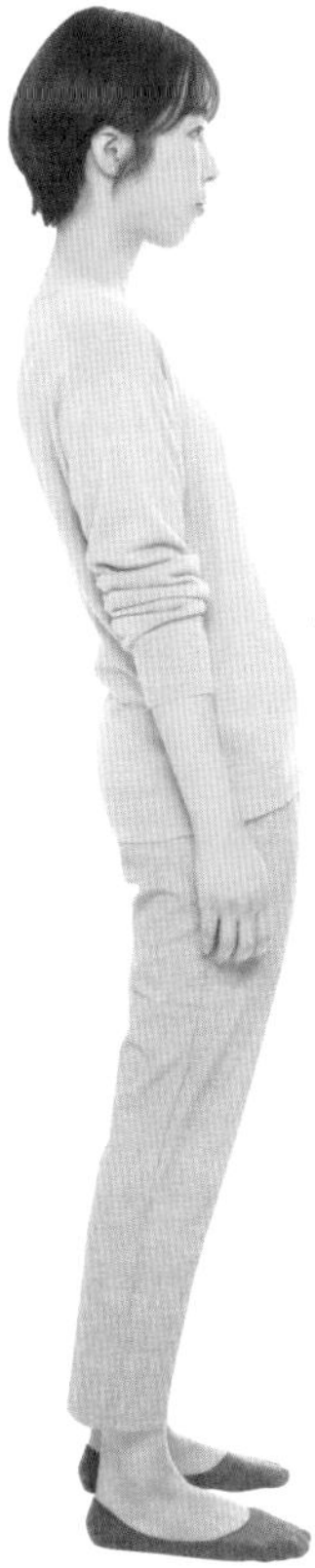

腹猫背TYPE

お腹を前に突き出すタイプ。一見して猫背には見えませんが、背骨が前後にゆがんでいるという点では猫背の一種で、背中や腰に負担がかかります。

お腹を前に突き出ている。シニア層に多く見られ、首猫背・背中猫背を併発しやすい。

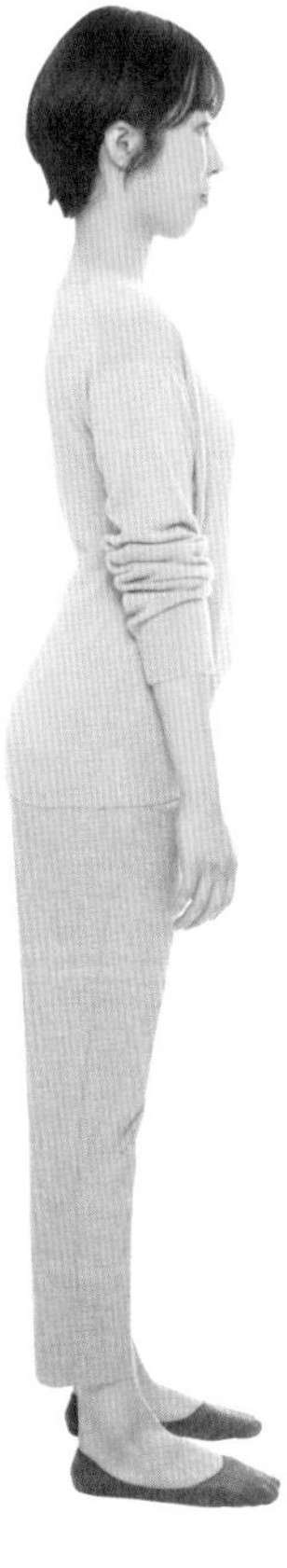

腰の反りが強く、お尻がポコッと後ろに突き出ている。仰向けに寝ると、腰の下に隙間ができることも。腰に負担がかかり、腰痛の原因に。

尻猫背TYPE

立ったときにお尻が後ろに突き出た状態になるタイプ。腹猫背同様、一見わかりづらいですが、やはり背中や腰に負担のかかりやすい姿勢です。

FOR ALL TYPE

立っても寝てもキャットストレッチ

寝ても覚めてもキャットストレッチで猫背矯正

先にご紹介した、座って行うキャットストレッチ（100ページ）は、猫背改善に非常に有効なエクササイズで、どのタイプの猫背にも効果があります。ここでは、座っているとき以外でもいつでもキャットストレッチができるよう、立って行う場合と、寝っ転がって行う場合のやり方をご紹介します。寝て行うキャットストレッチでは、より効果を高めるひみつ道具「キャットレ棒」も登場します。

どのエクササイズにも共通していえることですが、一日の中でこまめに行うことがおすすめです。背中を丸めた姿勢をとってしまっていることにふと気づいたら、どんな体勢でもキャットストレッチを行うことでリセットすることができます。

HOW TO 立位キャットレッチ

立って行うキャットレッチは、気づいたときにどこでもパッと手軽にできるのが利点。出先などでは、頭を後ろに倒さず行ってもOK。

このタイプの猫背に！

➡全タイプ

丸まったポスターを裏返しに丸めて伸ばすように、背中全体の丸まりをリセットできるキャットレッチはどのタイプの猫背にも効果絶大。肩甲骨周りをほぐすこともできるので、肩こりにも有効です。

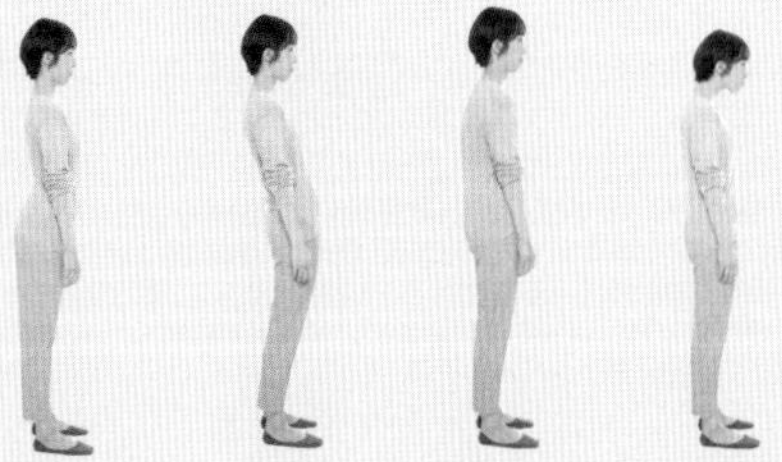

尻猫背 TYPE　腹猫背 TYPE　背中猫背 TYPE　首猫背 TYPE

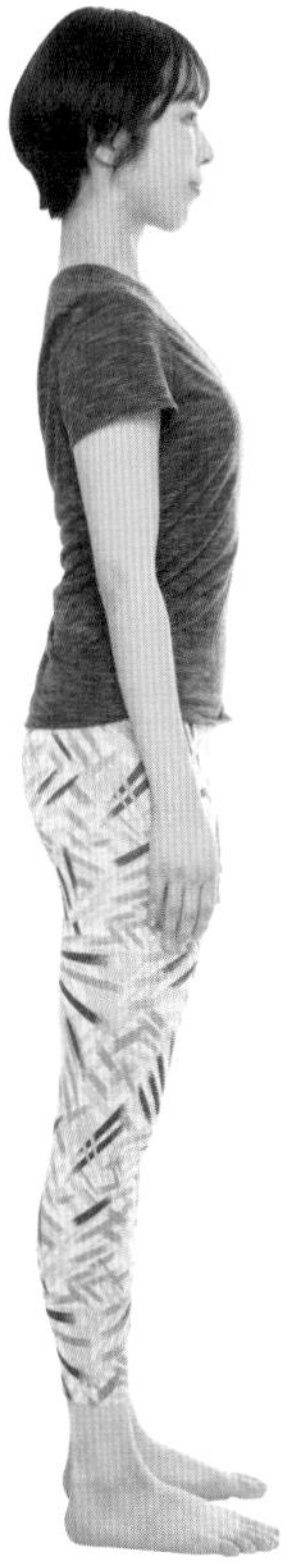

1 背すじを伸ばしてまっすぐ立つ

足を軽く開いてまっすぐ立ち、背すじを伸ばす。

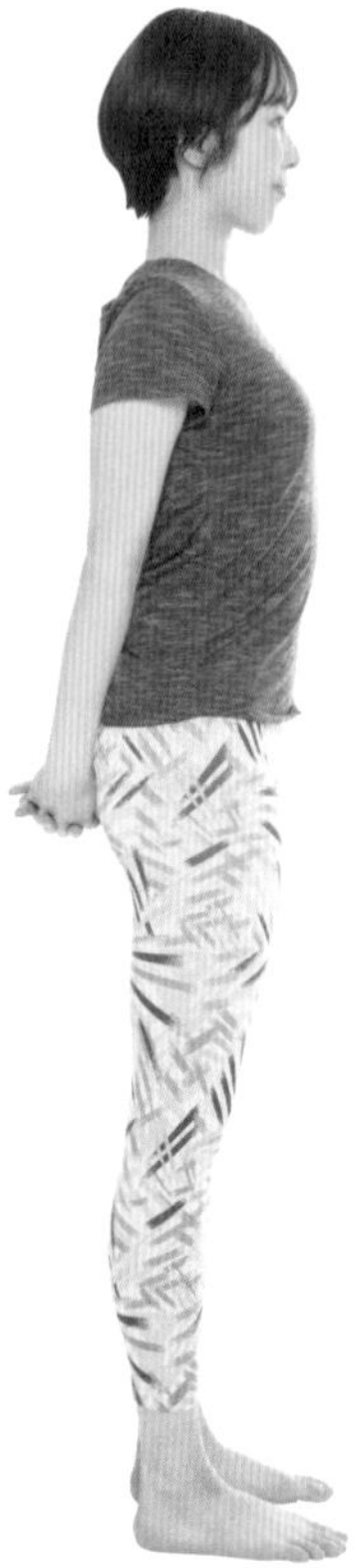

2 手のひらを上に背後で手を組む

お尻の後ろで手を軽く組む。手のひらは上向きに。

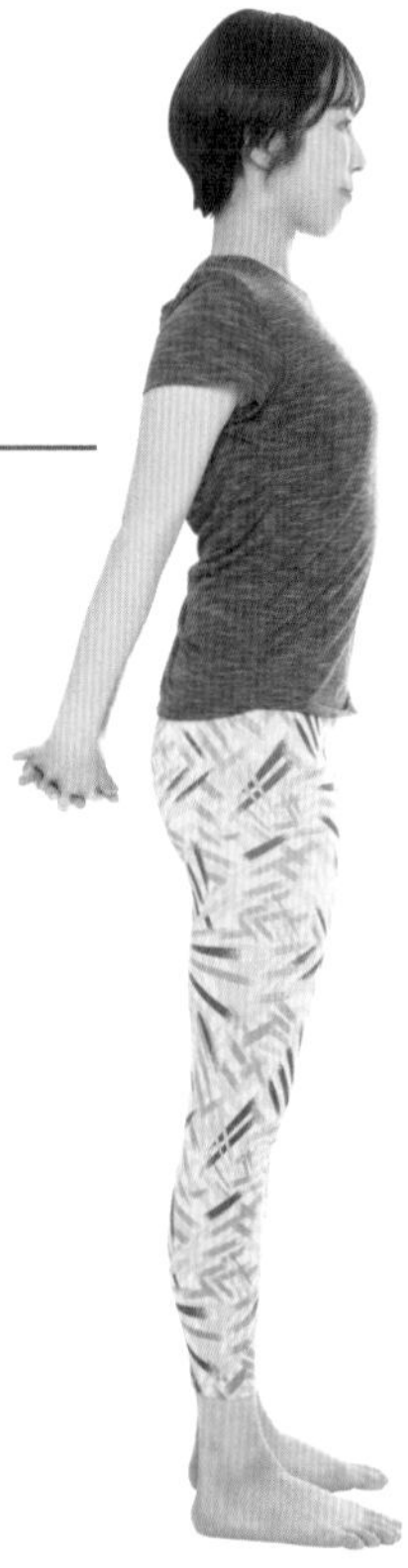

3 胸を開くように両肩をしっかり引く

胸を開くように、両肩を後ろにできる限り引く。肩甲骨の間にレモンを挟んでギューッと搾るイメージで。

POINT

座って行うとき同様、両肩をしっかり引き、肩甲骨を寄せます。肩が上がらないように注意しましょう。

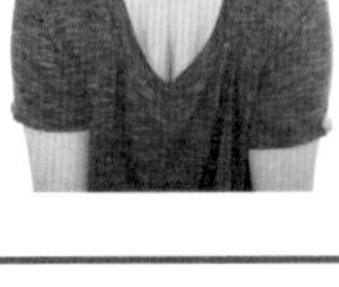

4 頭を倒して3秒キープ

肩をしっかり引いたまま頭を後ろに倒す。3秒キープしたら、ゆっくり体をもとに戻す。

ここをチェック！

体全体はまっすぐ立ったまま肩を引くのがポイント。肩はできる限り後ろに引きましょう。

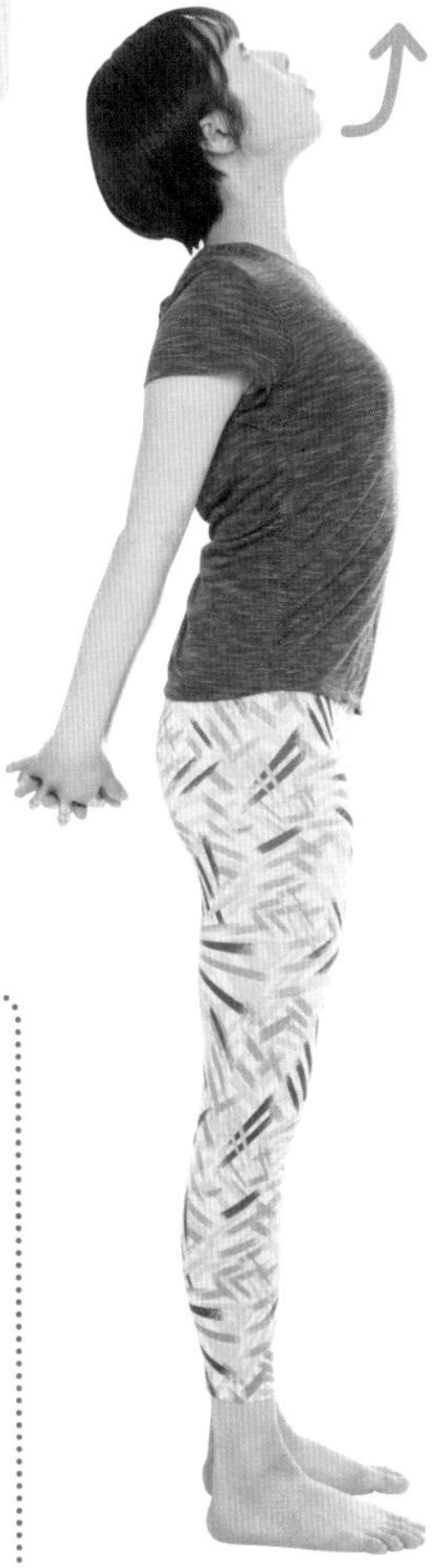

頭を後ろに倒して猫背をさらに伸ばす

あごと組んだ手で引っ張り合うようにすると効果アップ。出先など頭を上げるのが難しい場合は、肩を引くだけでも効果があります。

お腹を突き出したり腰が反らないように

体全体はまっすぐを保って立ちます。お腹を前に突き出したり、腰が反りすぎないように注意。

足は軽く開いて安定した状態で行う

頭を上げることで、体がやや不安定な状態となるため、足を軽く開いて立ちます。転倒に十分に注意して行ってください。

NG例

腰は多少反りますが、お腹を突き出すのはNG。座っているときより反りやすいので注意しましょう。

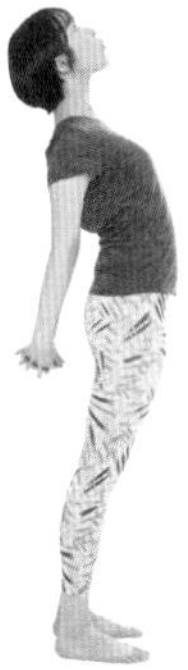

目安

こまめに
1日20回

HOW TO 寝っ転がってキャットレッチ

「キャットレ棒」を使えば、寝っ転がったままでキャットレッチが行えます。寝る前など1日1回行うのがおすすめ。

準備

バスタオル＋輪ゴムを用意して「キャットレ棒」を作る

“キャットレ棒”を使います！

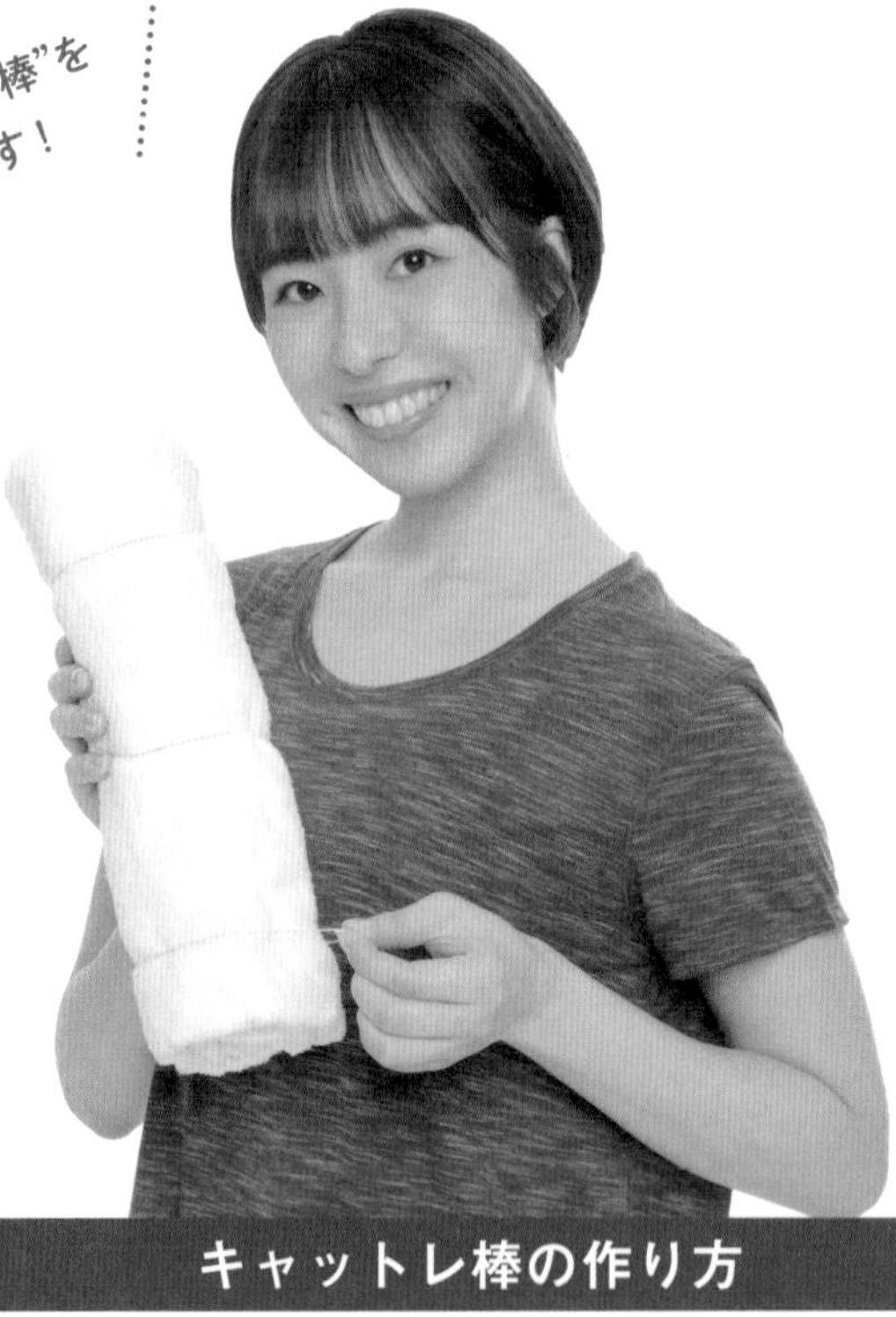

キャットレ棒の作り方

【用意するもの】

・バスタオル：1枚　・輪ゴム：数本（ヘアゴム等でも OK）

❶ バスタオルを4つにたたみます。

❷ はしからくるくる丸めます。直径10㎝ほどになるのが目安。必要に応じてバスタオルの厚みを調整してください。

❸ 丸めたバスタオルの中央と両端を輪ゴムなどでとめます。

“キャットレ棒”を使います！

上半身全体をぐーんとストレッチ！

1 キャットレ棒を置く

床に座り、肩甲骨が当たる位置にキャットレ棒を置く。

POINT

硬い床、体が沈むベッドや布団の上は避け、畳やカーペットの上など適度な硬さのある場所で行いましょう。

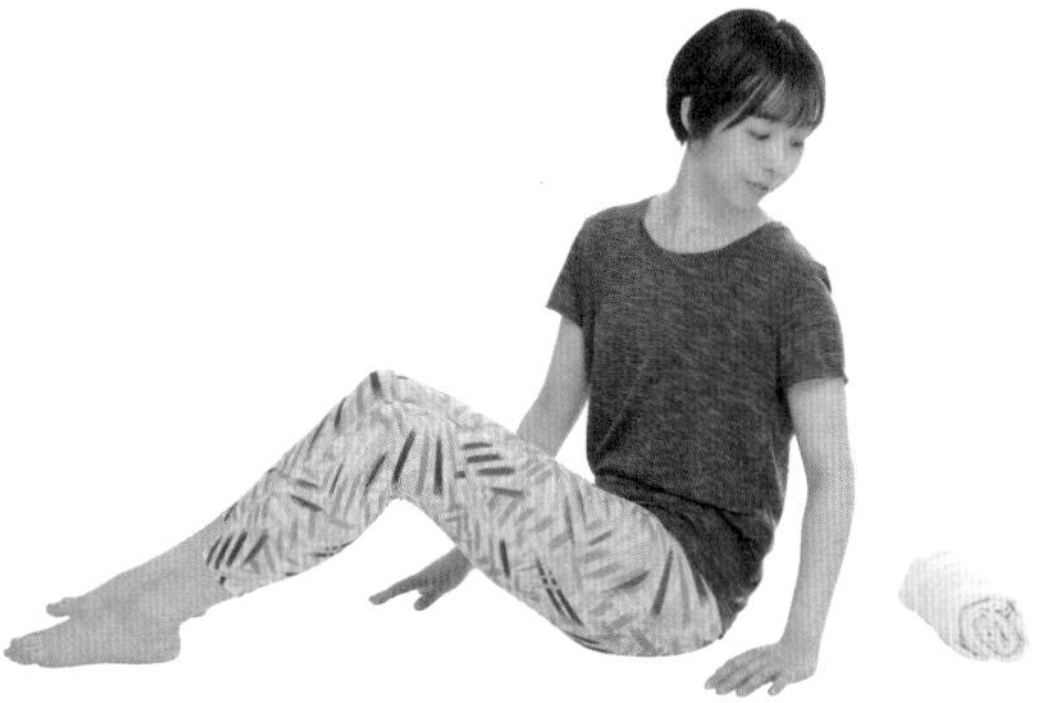

✕NG例

あごが上がっていると効果が薄れてしまいます。あごはできるだけ引くようにしましょう。

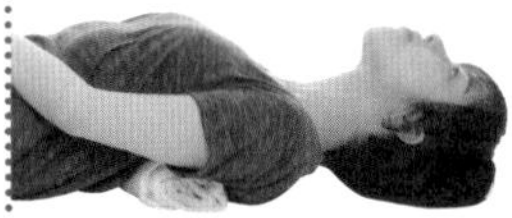

2 キャットレ棒の上に寝る

キャットレ棒が肩甲骨の下に当たる位置で、仰向けに寝る。脚は伸ばし、丸まった背中がじんわり伸びるのを感じながら10～15分ほどリラックス。

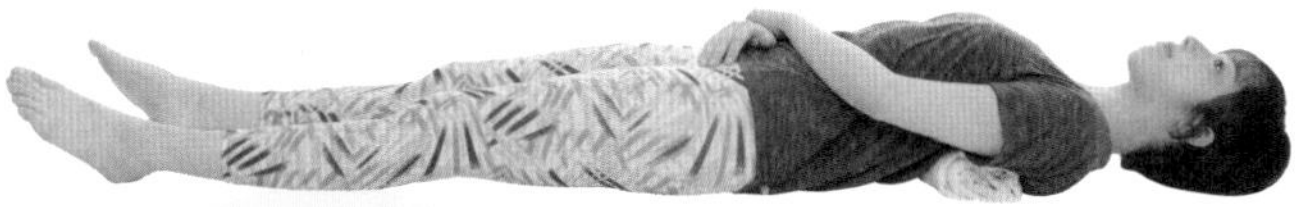

目安

このまま
10~15分間

腰が反りすぎていると感じる場合は…

キャットレ棒の上に寝ると腰に痛みや張りを感じる場合は、両ヒザを立ててみてください。それでも痛みや張りがやわらがないようなら、キャットレ棒を細くしましょう。少し薄手のタオルに替えて巻き直せば、細めのキャットレ棒が作れます。

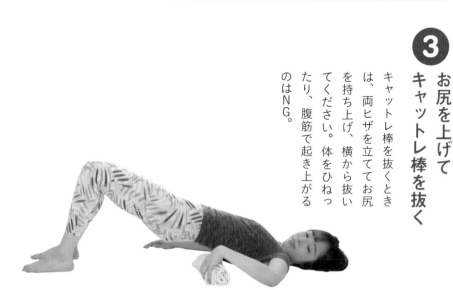

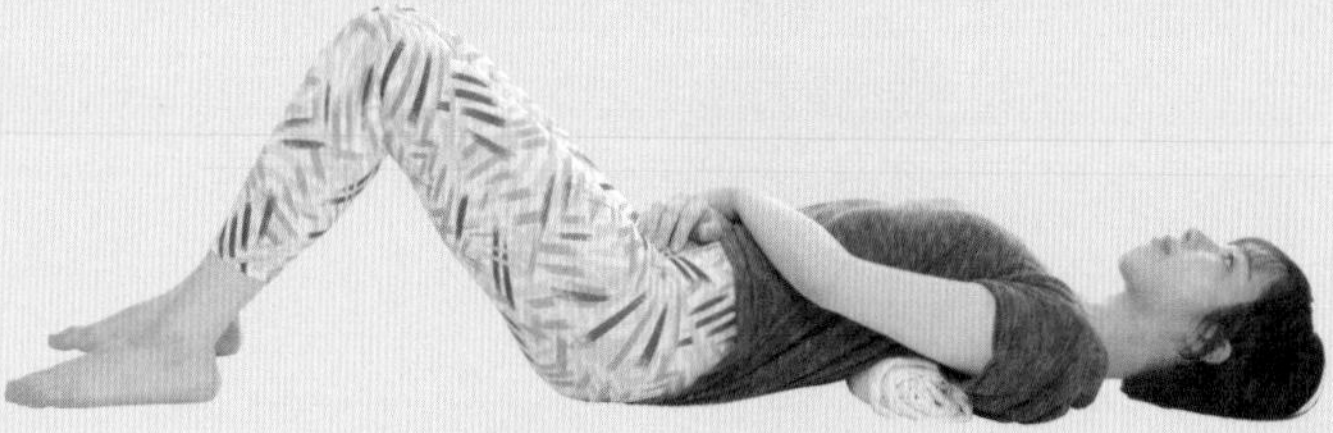

3 お尻を上げてキャットレ棒を抜く

キャットレ棒を抜くときは、両ヒザを立ててお尻を持ち上げ、横から抜いてください。体をひねったり、腹筋で起き上がるのはNG。

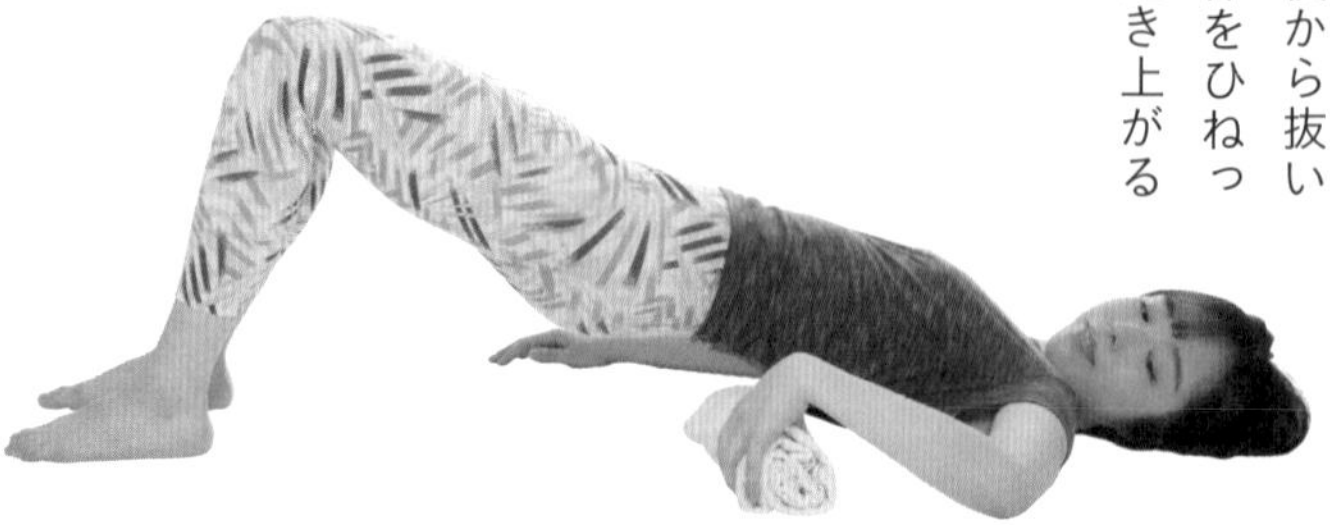

“キャットレ棒”を使います！

腕を伸ばしてさらにスッキリ！

1 キャットレ棒の上に寝る

キャットレ棒が肩甲骨の下に当たるよう、上に寝る。

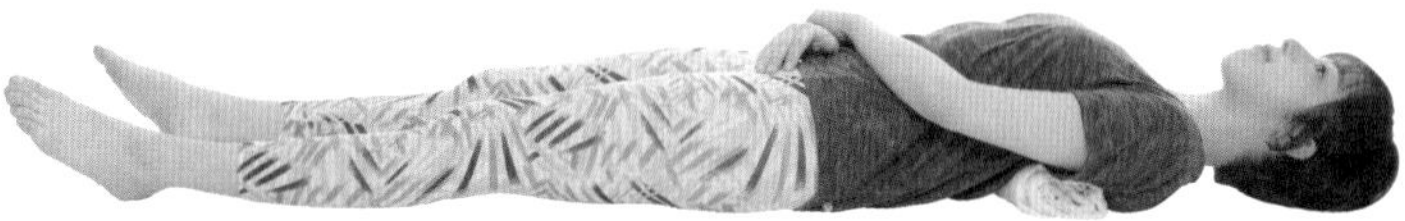

2 腕を上に伸ばす

手のひらを上に向けて腕を真上にまっすぐ伸ばす。肩甲骨が引き上げられ、効果アップ。そのまま10～15分経ったら、ヒザを立ててお尻を持ち上げ、横からキャットレ棒を抜く。

POINT

キャットレ棒に慣れてから行いましょう。また、腰や背中に痛みが出る場合は、行わないでください。

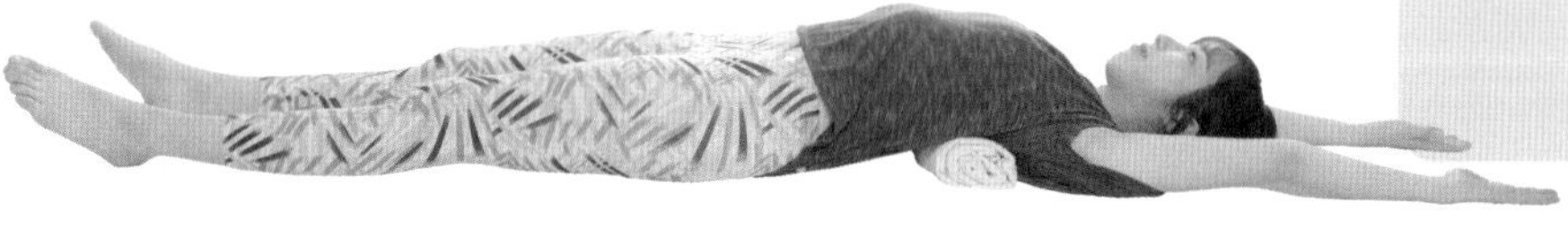

FOR EACH TYPE

腹猫背&尻猫背エクササイズ

〝立つと辛く座るとラク〟な腰痛の原因になる猫背

立つとお腹が突き出る腹猫背と、お尻が突き出る尻猫背。立っているときに現れるこれらの猫背はやや自覚しづらいものの、いずれも腰に負担がかかり、長時間立ち続けると腰が辛くなってくる傾向があります。それでいて座れば辛さがやわらぐため、長時間座ることができなさそうな場所に出かけるのが苦手になっていきます。

腹猫背は、お腹を突き出した分のバランスをとるために、首猫背や背中猫背を併発しがち。キャットレッチなどのエクササイズをせっかく行っても、腹猫背に気づかずにいると台無しになるおそれがあります。また、尻猫背の人は仰向けに寝ると、腰の部分に隙間ができ、長時間寝ていると腰が痛くなってしまうというケースも見られます。これから紹介するエクササイズで腹猫背、尻猫背を克服しましょう。

HOW TO 腹猫背エクササイズ

お腹が突き出て腰が反るため、腰に負担がかかる腹猫背タイプ。
お尻を引いて体の重心を移動させるエクササイズでクセがとれます。

このタイプの猫背に！

➡ 腹猫背TYPE

お腹が前に突き出て、腰は極端に反っています。背中のカーブはS字ではあるものの、カーブがきつすぎる状態で、首や背中まで丸まりやすいのも特徴です。

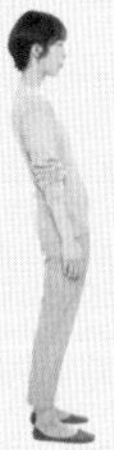

1 足を開いて立ち 腰に手を当てる

足を肩幅程度に開いてまっすぐに立ち、腰に両手を当てる。

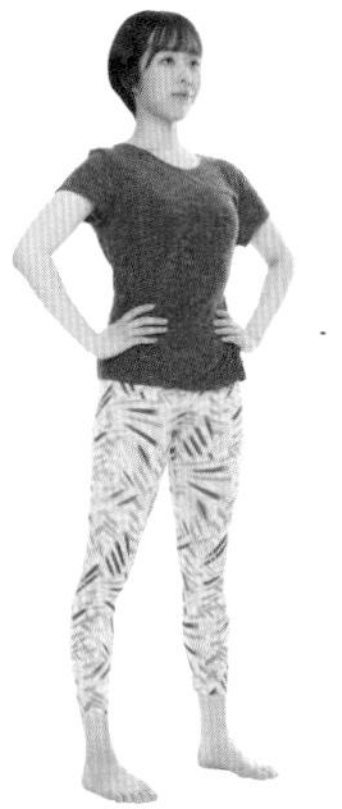

2 上体を傾け つま先を広げる

お尻を後ろに引き、上体を腰から少し前に傾ける。つま先をできるだけ高く上げて10秒キープ。

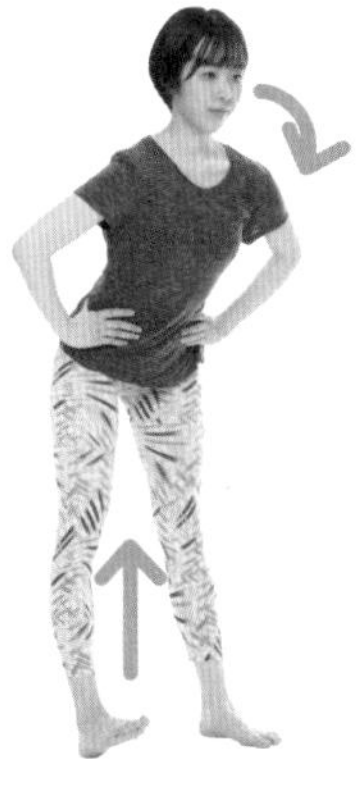

3 もう一方の足のつま先を上げる

もう片足も同様に行う。上体はまっすぐ保ち、背中が丸まらないように注意。

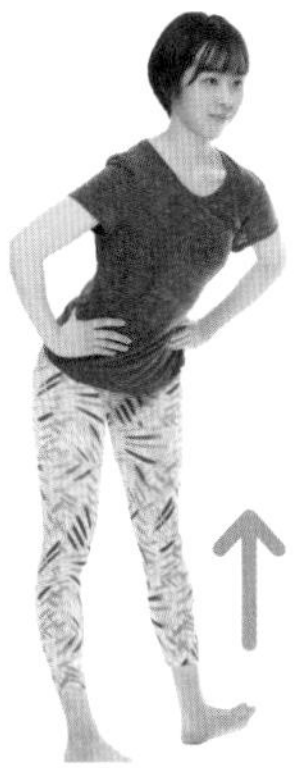

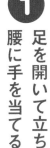

目安

左右交互に
10秒間ずつ各5回

HOW TO 尻猫背エクササイズ

腰の反りが強く、いわゆる出っ尻状態となっているのがこのタイプ。
壁を利用することで、腰の反りグセを直していきましょう。

このタイプの猫背に！

➡ 尻猫背TYPE

腹猫背同様、腰が反りすぎてS字カーブの角度が急です。腰への負担が大きく、骨盤が前に傾きがち。骨盤のゆがみは、冷えやむくみなどのトラブルの原因にも。

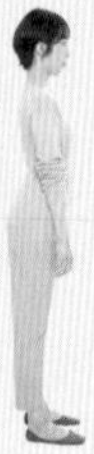

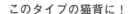

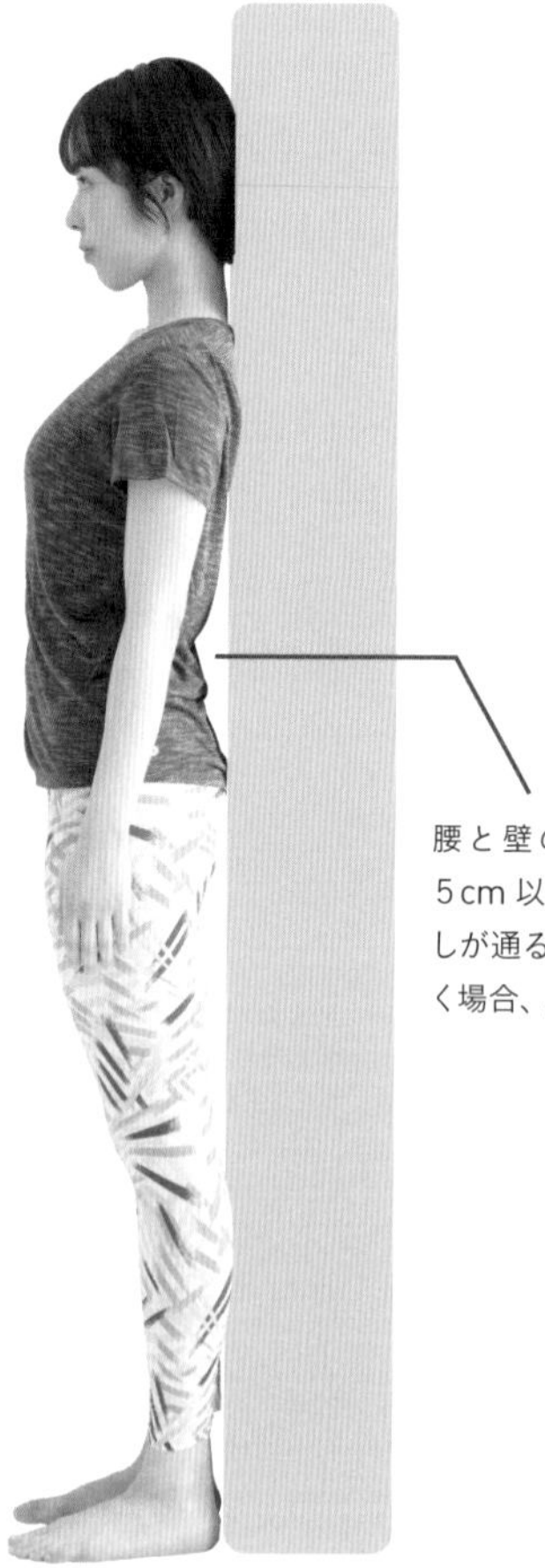

腰と壁の隙間が5cm以上（こぶしが通る程度）空く場合、反りすぎ。

こうなってしまうのが尻猫背！

壁に頭・背中・お尻をぴったりくっつけて立つと、腰がお腹側に反り、腰の後ろと壁に大きく隙間ができてしまうのが尻猫背の人の特徴。この状態でかかとも壁につけようとすると、腰の反りが強い人ほどやりづらい傾向があります。壁を利用して腰の反りを改善するエクササイズをコツコツ行えば、最終的に壁がないところでも骨盤の角度をコントロールして、尻猫背（反り腰）にならずに立てるようになります。

1 かかとを壁から20cm離す

頭・背中・お尻を壁につけてまっすぐ立つ。足は、かかとが壁から20cmほど離れた位置に。ヒザが曲がらないように注意する。

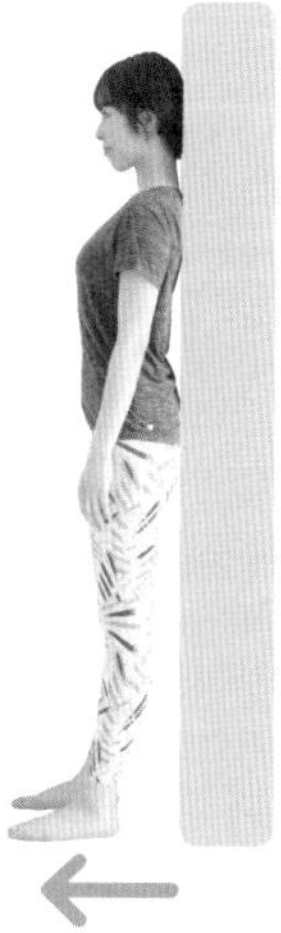

2 腰の反った部分を壁に押しつける

腰の壁から浮いている部分を押しつぶすように壁に押しつけて10秒キープ。肩やお尻も壁から離れないように。

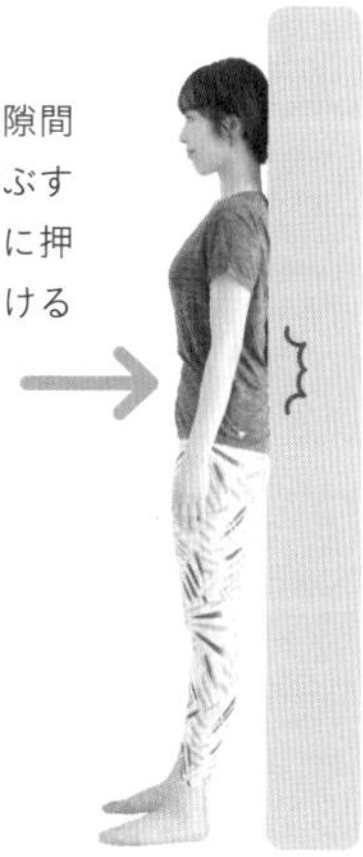
腰の隙間
をつぶす
ように押
しつける

目安

10秒間×5回

3 壁からかかとの距離を縮める

❷が余裕でできるようになったら、かかとを壁から離す距離を10cmほどに縮めて、同様に腰の反った部分を壁に押しつけ10秒キープ。

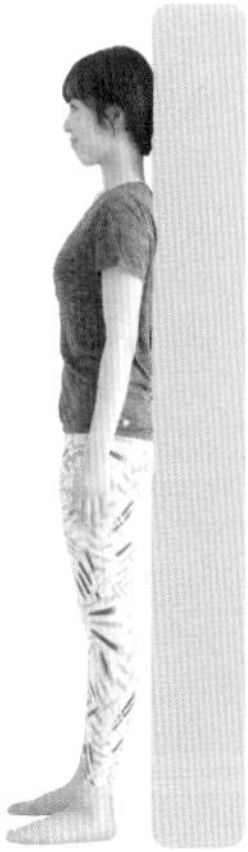

4 かかとを壁につける

❸もクリアしたら、かかとを壁に完全にくっつけた状態で腰の反った部分を壁に押しつけて10秒キープ。

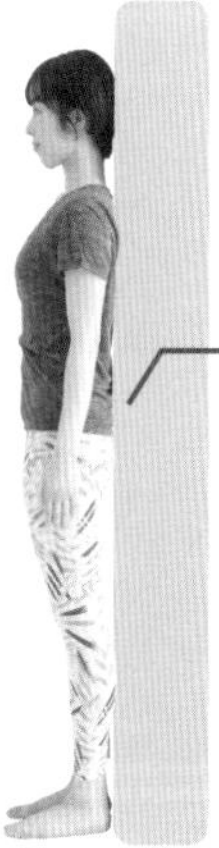
腰をラクに壁
につけていら
れるようにな
るのが目標！
最終的には
かかとも壁
につける

おわりに

本書を最後までお読みいただきありがとうございました。人生一〇〇年時代とよく耳にするようになりましたが、長い人生を充実して送るためには、健康寿命を延ばすことが不可欠です。ところが健康寿命は約10年も平均寿命より手前に訪れてしまうのが現実です。私は日本の国民全員が、余裕で30分「椅子の正座」を保てるようになること（＝姿操力を身につけること）が、健康寿命延伸に貢献できると確信しています。

その理由は本書でも触れましたが、まず、肩こり・腰痛をはじめとしたさまざまな身体の不調の改善・予防につながります。また、歩行に必要な筋力を鍛えることができ、体性感覚が備わって転倒しにくくなり、歩幅が広くなることで認知症のリスクを減らせます。そして気持ちが前向きになり、他人に好印象を与えチャンスを引き寄せるなど、体だけでなく心の健康寿命にもよい影響を与えるのです。

私が今の仕事をしているのは約30年前、学生時代に「姿勢と健康」という授業に出会い「どうしてこんなに大事な姿勢のことが知られていないんだ？」という素朴な疑問が浮かんだことがきっかけです。その後サラリーマン時代に健康のありがたみを実感する経験を経て「私が姿勢の重要性を世の中に広めてみせる!!」という抑えきれない気持ちに至って今があるのです。

私は二〇〇一年から、どうやったら姿勢改善を成功に導けるか追及し続けてきました。そのなかで「姿勢をよくしましょう」というたぐいの言葉を何度繰り返しても、言葉だけでは人の姿勢は変わらないと実感しました。またそれらの言葉は、姿勢改善成功の核心を突いた言葉ではない感覚がずっとありました。その後も背骨を調整するプロとして、大学の講師として、また講演活動において、姿勢改善を成功させたい一心で幅広い年齢層の方に向き合うことで、徐々に姿勢の核心に迫っていくことができました。最終的に姿勢を見た目の形ではなく、筋力とバランス感覚を必要とする能力と捉え、相応しい表現として「姿操力」と名づけたのです。本書は、これまでの私の姿勢に対する考え方、指導法の集大成としてつむぎ出した「姿操力」という言葉を初めて使った書籍です。

本書をお読みいただいた皆様には、余裕で30分「椅子の正座」を保てるよう、少しずつ姿操力を身につけていただき、豊かな毎日のためにこの素晴らしい能力を役立てていただけたら、著者としてこれ以上の喜びはありません。

碓田拓磨　Takuma Usuda

虎ノ門カイロプラクティック院 院長、カイロプロテクター。早稲田大学在学中に「姿勢と健康」の授業を受講したことをきっかけに姿勢の重要性に目覚める。卒業後、米国パーマーカイロプラクティック大学に留学、ドクター オブカイロプラクティック(D.C.)の学位を取得。2002年に虎ノ門カイロプラクティック院開業、同年早稲田大学保健体育科目「姿勢と健康」の講師就任。“椅子の正座”をサポートする器具ZAGOOを開発、2017年には特許を取得。TV出演、著書、セミナーなどを通して、姿勢の啓蒙活動も積極的に行っている。

碓田拓磨の姿勢学　https://zagoo-web.com

虎ノ門カイロプラクティック院　https://toranomon-chiro.com
東京都港区虎ノ門1-15-11 林ビル8F
10:00 ～ 20:00（土曜は～ 13:00）
日・祝・木 休診

健康寿命を延ばす！
長生き姿勢

著　者　　碓田拓磨

2021年5月30日　初版発行

発行者　　磐﨑文彰
発行所　　株式会社かざひの文庫
〒110-0002　東京都台東区上野桜木2-16-21
電話／FAX:03(6322)3231
e-mail:company@kazahinobunko.com　http://www.kazahinobunko.com

発売元　　太陽出版
〒113-0033　東京都文京区本郷4-1-14
電話:03(3814)0471　FAX:03(3814)2366
e-mail:info@taiyoshuppan.net　http://www.taiyoshuppan.net

印刷・製本　モリモト印刷

編集　船津麻子
撮影　松本裕之
ヘアメイク　佐竹静香
モデル　大金七菜
協力　桝井祥光
イラスト　松田絵里香(AKUBIICK)
装丁　菊池 祐(lilac)
イン　今住真由美(lilac)

-4-86723-039-8